帕提克·埃伯哈 Patrick Aeberhard 著
謝珮琪、李崇瑋 譯

走進世界喧囂

從戰地到家門，無國界醫生創始成員揭露人間黑暗邊緣，寫給世人的美好生活倡議書

Dans les fracas du monde

積木文化

獻給諾拉

獻給歐海里安與馬修

致貝爾納．庫希內（Bernard Kouchner），從最初的那一刻起

致那些已經離開我們的出道夥伴們

致我人道救援與減少災害風險的朋友們，這些年來始終形影不離

致那些人道組織的志願醫師與護理師，持續為被排斥和受壓迫的人民奉獻一己之力

人所行之惡於身後長存
所行之善常隨遺骨入墳

——威廉．莎士比亞，《凱撒大帝》

屈辱的生命啊，我向著你的邊疆走去
邁著堅定的步伐，警告自己
真理不必然先於
行動

——荷內．夏爾，《群島詩篇》

荒謬源自人性呼喚和世界無理性沉默之間的衝突

——阿貝爾．卡謬，《薛西弗斯神話》

目次

序幕：戰爭的氣息

飛機上的兩顆燈自天邊逐漸顯眼、變大、照亮跑道，隱約看見黑影放下一個輪子……反彈，然後是兩個輪子。引擎咆哮著。機器減速行駛，在盡頭迴轉，安穩地，幾乎往我們的腳邊停下，然後四具螺旋槳一個接一個地停止。復歸寂靜。

機長夏佩爾的和善面容出現在駕駛艙窗口。他從梯子下來時我們向前湊近。我們是一組有些簡略的接待團，隨行的還有幾位紅十字會的負責人員。「一路順風，沒遇到太多問題吧？」沒，只是得稍微修一下。我跟我的實習醫生同仁阿諾，小心翼翼地問他是否很嚴重，有點像病患總是會問我們的那樣，而他的回答也和我們的相當類似：「不怎麼樣……」

總之，隔天我們在赤道幾內亞比奧科島（Fernando-Pó）[1]的這座小機場上困了整整一天；偉哉奈及利亞防空系統[2]，害我們只能在夜間起飛。時間是一九六八年，法國正慢慢地從五月學運造成的動盪中恢復。阿諾和我離開巴黎才四天，我們第一次感受到戰爭的氣氛。紅十字會國際委員會安排了一條空中補給線來運送糧食和藥品給挨餓與飽受轟炸的人民，他們是比亞法拉戰爭（La Guerre du Biafra，當時還未定此名）[3]的受害者。飛行員們通常是跟夏佩爾一樣的法國航空（Air France）或法國聯合航空（UTA）待命人員，再不然就是退伍軍人。每晚他們駕駛滿載著糧食和藥品的飛機，有時候則是軍火……

白天很長，比奧科島上鮮少有娛樂消遣。我們敬佩地看著技師一身汗水在每座引擎內修東修西，「好了，沒事了，大約晚上十點左右就可以出發。」然後起飛了，我們被塞在各式各樣的貨箱之間，機長夏佩爾會飛得比防空系統的射程範圍高一點。至少要花一個小時我們才能穿越和烏利鎮（Uli）相距的這兩百公里。跑道上的燈光短暫地亮起，接著熄滅。夏佩爾對準中心線飛行，地面上又亮起一抹微小的藍色閃光，跑道僅僅是從森林中開闢出來的一小段路，飛機就如同一朵大花，在一片漆黑中降落著地。螺旋槳還在運轉，貨車已經到了。

1　譯注：此原文 Fernando-Pó 為舊稱，取自發現島嶼的葡萄牙航海家斐南・德・波，現稱為 Bioko。
2　譯注：一九六八年，奈及利亞防空系統曾經擊落一架紅十字會直升機。
3　譯注：即一九六七至一九七〇年間發生的奈及利亞內戰。

開始卸貨。貨艙一清空，DC4[4]即刻重新起飛。不能拖，奈及利亞空軍每晚都會來轟炸。

就這樣，在一陣寂靜之中，只有我們。阿諾和我。一名比亞法拉軍隊軍官往我們這邊走來，用英語向我們問候道：「歡迎，兩位先生，我可以看一下你們的簽證嗎？你的意思是？你們沒有簽證？你說你們是醫生？你們是來幫忙的？好吧，但不管怎樣你們都得要有簽證。請跟我到軍營一趟。」他的語調雖然客氣但堅決，我們就這樣被關在一間設施簡便、看守森嚴的小屋裡。不過門又再度打開，正在找我們的紅十字會夥伴們已經為我們做好擔保：「好了，你們可以開始去治療傷患了。」一輛貨車載著我們上跑道，所有車燈熄滅，開往最近的醫院，位於奧沃歐瑪瑪（Awo Ommama），距離我們降落的地方不到五公里。

才不過一下子，戰爭的氣氛就迫在眼前。醫院擠得水洩不通，傷患三百名，都是數日以來密集轟炸所造成的結果。這些狹長建築物戴著鐵皮屋頂，上面畫有巨大的紅色十字──奈及利亞聯邦空軍的蘇聯或埃及飛行員最愛的目標。我還沒來得及喘口氣，就被人推進了手術室，我就在此著手協助一位比亞法拉外科醫生，他忙著幫一名被炸彈炸傷的傷患切開腹部。

我參與過這樣的手術，但像這樣在荒郊野外，我又才剛下飛機……手術檯有三座，三組團隊同時在開刀，地上都是血。我雙手發抖。或許是因為旅途的疲勞，我雙手顫抖著。團隊成員都是面不改色的冷酷年輕人，他們用眼角餘光監看我，使我迅速進入狀況。有人遞工具給我，我不再發抖。手術開始。

4　譯注：Douglas DC-4，美國道格拉斯飛機公司所製造的四引擎螺旋槳飛機。

比亞法拉，
轟炸威脅下執行手術

究竟這場比亞法拉戰爭有何特別之處，以至於當時這麼多重要人物都牽涉在內？仔細從中觀察，會瞭解到這場極為經典的衝突是後來《人道法》（*Droit Humanitaire*）與人道干預得以形成的首座實驗場。

誰會只記得比亞法拉戰爭？回首過往，我們對彼時情勢的理解要比當時親身經歷的更全面。因為我們後來知道，一九六八年這場被視為非洲國家之間的典型動盪，具有國際層面的影響力，其中信仰基督教的伊博族（Ibos），企圖脫離伊斯蘭教和泛靈論信徒占多數的奈及利亞聯邦共和國。但由於戰略和石油考量以及英法纏亙良久的競爭關係使然，就像在盧安達進行的工作中也會遇到，均促使法國戴高樂政府施展所有可能手段進行干預，從人道救援到被譽為非洲先生的賈克．佛卡爾（Jacques Foccart）所設立的密探輔助行動。正是在那裡，我們才第一次見識到一齣奇特的戲劇正自行編排上演，匯聚各類如奧克耶醫師般令人景仰的人物，以及充滿莎士比亞色彩的角色，例如引領人民起義反抗，後來又拋棄他們的奧朱古上校，他逃跑時還帶著妻兒跟賓士車。諸如我和同僚阿諾．馬蒂－拉佛傑勒（Arnaud Marty-Lavauzelle）一般的毛頭小夥子，也曾滿懷敬意地與一些偉大人物擦肩而過：像是馬克思．黑卡米耶（Max Récamier）醫師這種不可或缺的道德後盾與人道主義醫療專業人員，以及像貝爾納·庫希內這樣以政治與道德為貼身信念、光芒四射大有可為的青年醫師們。

我們並不知道正在做的事有什麼重要，我們只想做正確的事。到底我們比較常處理政治，還是比較常從事醫療？現在再回頭看，我會說這得視當天情況而定……有時候醫療緊急情況得從政治方面著手，必須小心提防，而醫學論點有時也是讓輿論知道政治情勢令人無法接受的有效方法。我們是否知道自己在做什麼？我會說：我們並不知道其實我們了然於胸……要有好的打算，就得適當保持無知。況且我們需要這層「柔焦效果」才能讓所有人在一起工作，不受各自混雜多樣的經歷所影響。」

我們沒有意識到——是因為比起那些隨著時間消逝而灰飛煙滅的歷史原因，我們往往只記得歷史的後果，畢竟生活在其中。我們也沒有意識到一九六八年前夕，繁榮和富足的輝煌三十年（Les Trente Glorieuses）時期已近尾聲，法國社會籠罩著一股如鉛般沉重的壓力，尤其在年輕人之間。醫院內的階級關係對我和阿諾這樣的年輕實習醫師同樣堅不可摧。討人厭的醫院權威們把我們當成小弟使喚，他們往往都是傑出優秀的醫師，卻無恥地剝削我們。我們身披公共救濟事業局（Assistance Publique）一線人員的大纛，因此有時在大通鋪病房裡可以擠上百來名病患，至少在法國克里姆林－比塞特爾醫院（Kremlin-Bicêtre）這裡是如此，中世紀的景況就在眼前。我們不是為了這樣才學醫的。

於是，那天在警衛室看見法國紅十字會號召志願者加入比亞法拉醫療團隊的海報時，我們一點遲疑都沒有。這是個讓人逃離處處受限的體制並同時重新燃起對政治行動強烈渴望的好機會。至於我，則是想驅散一種巨大的挫折感：我曾參與所謂的「五月學運」（Fait Mai 68）、幾乎跟過所有的集會遊行、聽過許多滔滔不絕的精闢見解和被暴動釋放的那些令人沮喪的蠢話，我的政治色彩也不過如此。但是在這些躁動的日子裡，我遇見許多了不起的醫者，特別是一群年輕的精神科醫師，真心打算要徹底改革法國的心理衛生醫療系統，甚至整個衛生醫療系統。此外我們也曾出力協助制訂在埃德加．佛爾（Edgar Faure）擔任教育部長時期規劃的改革白皮書。我們甚至擬訂在聖拉撒車站（Saint-Lazare）後方，位於倫敦路上的一棟小公寓裡設立**免費診所**。在計畫中，我們重新設計接待病患的流程，包括提供醫療資訊

（在當時，醫師不需要對病人說明他做的事）、孩童照護、體能訓練、飲食規畫、心理輔導並附帶一點精神分析，全程在印度音樂的背景下進行。這的確是個龐大而魯莽的計畫，但在美國早有先例！於是我斷然前往美國西岸，原本只打算待個幾天，實際上我卻待了兩個月。受到的款待令我吃驚：當時只要是在蓋．呂薩克（Gay-Lussac）街的路障後待上一段時間的人，就會被視為五月學運發言人龔－本第（Cohn-Bendit）、杰馬（Geismar）和索瓦左（Sauvageot）的集合體而受到款待，從東海岸到加州無一例外，因為整個世界都渴望著巴黎。此外，在舊金山和柏克萊，我們顯得格外有異國魅力……無論如何，我收穫滿滿，帶著從美國許多免費診所中所觀察和學習到的一切返回法國，迫不及待要將其付諸實踐。然而我還是被潑了一頭冷水：精神科醫師團隊一點都不喜歡我所提出的方案，很乾脆地把我拒於千里之外。我重新回到在克里姆林－比塞特爾醫院實習的鬱悶處境，並期盼著其他可能。

因為對法國能提供（或說根本沒提供）給我們的東西感到失望，阿諾和我就到位於昆坦－包夏爾街的法國紅十字會，那裡的可愛老太太們指點我們這種輕狂自負的小伙子前往日內瓦——國際紅十字會總部的所在地。上樓梯的時候，我們遇到一位留著鬍子、舉止優雅的年輕法國醫師，也就是貝爾納・庫希內，他正氣得發抖。他剛從比亞法拉回來，在那裡參與法國的第一次救援任務，他所協助的醫院幾乎就位於戰事最激烈的地帶，醫療團隊直接面臨奈及利亞聯邦共和軍的威脅，他是來跟上級示警的，但日內瓦總部的回應卻是：「千萬別掀起風波……」

其實，出發之前我們得簽署一份文件，要我們承諾不會透露任何有關任務的訊息。幾天後，我們就被送往加納利群島（Canaries）。在那裡，有人放影片給我們看戰爭的實際情況。我得知前一組團隊，大多是來自南斯拉夫的醫師，已全數遭屠殺。儘管前線正全速逼近，國際紅十字會還是指示團隊待在現場。我開始不安地搔著頭，坦白說我甚至感到害怕，想打退堂鼓卻為時已晚。就這樣，我來到奧沃歐瑪瑪醫院，馬不停蹄地替一連串傷患開刀，然後將三個傷患安置在一張病床上，這完全不符合我所熟悉的公共救濟準則，甚至可以說是落後的作法。

我們的醫療組長是馬克思・黑卡米耶。這位四肢瘦長、舉止優雅、充滿魅力、冷靜果斷的男人，也是一位人道主義者和虔誠的天主教徒。他的人道主義行動生涯早在一九六四年就開始了，當時他在葉門內戰期間為國際紅十字會工作。離開比亞法拉之後，他回到在納伊（Neuilly）的醫院重拾耳鼻喉科的醫療工作，他從不間斷地陪伴我們並給予支持，從無國界醫生（Médicins sans Frontières）到世界醫生（Médicins du Monde）組織，他肝腸寸斷地見證了我們這兩個組織之間粗暴的決裂，卻無力回天。對所有人道救援的參與者來說，秉持忠誠和謙遜的他始終是堅定可靠的朋友。在比亞法拉，他確保那些所照料的、受營養不良之苦的孩童都安全無虞之後，才會跟著最後一批人員離開現場。

團隊其他人則屬於冒險家風格：像阿根廷人馬里奧·杜蘭（Mario Duran）、瓜地馬拉人米諾·荷南德（Minor Hernandez）、西班牙人布拉沃·薩爾瓦多（Bravo Salvador）等外科醫師，以及塞爾維亞麻醉師伏拉·哈多曼（Vlad Radoman），還有瑞士護士愛麗莎白·愛格麗（Elisabeth Eggli），都是應付緊急情況的老手。這些年來仍可見到他們的身影，都是無國界醫生組織不可動搖的支柱。而比亞法拉外科醫師烏多則是從美國直接過來的。最後是前面已經提過的醫院院長奧克耶醫師。每個人都把我們當成菜鳥，就像米凱爾和喬治這兩個跟我們如出一轍的比亞法拉醫學院學生一樣。必須說，那時我們才二十二歲，我還是被晉升為外科助理醫師，阿諾則被派往桑塔納（Santana）的一間兒童營養中心。我們就此分道揚鑣。

此刻，就好比在滑鐵盧的法布里斯（Fabrice à Waterloo）[5]，我什麼都不懂，迷失在英語聲此起彼落的偏鄉黑夜裡。畢竟，我們之所以堅持下來，只是因為我擁有幸福的無知和足夠堅定的天真（後來我才知道它有多麼珍貴，使我不至於憤世嫉俗）。我甚至不太清楚這場衝突是關於什麼。幅員廣大的前英國殖民地奈及利亞，於一九六二年獨立，富含兩種許多貧窮國家的傳統詛咒：鈾和石油，尤其後者主要分布於哈科特港（Harcourt）附近的尼日河三角洲，約一千萬名的伊博族基督徒定居於此，人口是其他伊斯蘭和泛靈論信徒的十分之一。他們享有天主教白人神父所提供的優良教育，經常能擔任政府行政部門的主管職位（之後在伊拉克也有同樣的現象，薩達姆．海珊（Saddam Hussein）最優秀的幹部都是來自道明會學校的基督徒）。他們主張獨立的一時之勇在聯合國幾乎沒有獲得什麼支持，大部分國家擔心類似事件會在自己國家重演而心生恐懼：某個行省分離、非洲像巴爾幹半島一樣四分五裂。戴高樂政府統治下的法國則比較曖昧，暗地裡提供幫助、輸送武器（黑色老舊星座式四引擎螺旋槳飛機，沒有登記牌號，以機腹迫降，適合只去不回的航程）、既不阻撓我們的人道救援行動，也不阻止各大國際媒體受新聞攝影興起而進行的干預。在奈及利亞北部遭受數不清的血洗之後，兩年前卡諾（Kano）那造成三萬人死亡的伊博族屠殺可說記憶猶新，奧杜梅格伍·奧朱古（Odumegwu Ojukwu）上校因此帶頭起義，要他的人民進入戰鬥位置，就在奈及利亞東部一個不到一百平方公里的陣地裡，他稱之為比亞法拉或伊博之地（Ibo Land）。

我越來越適應新職務。直到那一天，正在全力進行手術的時候，一陣可怕的喧囂聲撼動整幢醫院。然後又來第二次。是轟炸。我們鑽進手術檯下。當我們起身時，只能清點死者並篩選再次進行手術的傷患，就這樣連續二十四小時在血泊中舉步維艱。筋疲力竭的我們，靠著一股義憤填膺的心勉強支撐，因為死者、傷患不只是軍人，也有婦女和孩童。對我們來說，他們代表了一件無法否認的事實：比亞法拉人的訴求合乎正義，我們必須盡可能地大聲

5 譯注：司湯達（Stendhal）小說《帕爾馬修道院》（*La Chartreuse de Parme*）中的人物，後引申為在叢林迷失的小白兔。

向全世界呼籲這件事情。

與此同時，例行工作逐漸就緒。但例行工作對我們而言，就是每天晚上要接收足足四十多名的重傷患者。他們想盡辦法到醫院，無論失去意識還是痛得表情扭曲，有由同事或家人攙扶著的，也有人躺在卡車後面一路搖搖晃晃地被載過來。當然，很不幸地，我們還得分類處理。我負責處理手和腳的傷口，頭、胸、腹部創傷則交給經驗老道的外科醫師。工作令人疲憊不堪，戰鬥聲也提醒我們戰爭前線日日逼近。三不五時會有記者來採訪，我們接待過《費加洛報》（*Le Figaro*）的吉恩－弗朗索瓦・肖韋爾（Jean-François Chauvel）、《世界報》（*Le Monde*）的弗朗索瓦・德勃雷（François Debré）、不久後在柬埔寨失蹤的伽瑪攝影社（Gamma）攝影師吉爾斯・卡龍（Gilles Caron）、還有跟一組英國廣播公司（ＢＢＣ）團隊來做電視報導的奧利維耶・托德（Olivier Todd）。每一次像這樣的重獲關注，都會讓我們覺得所做的一切並非徒勞無功，也稍微提振了我們的士氣——可惜這份感受猶如泡影。我們也遇過幾位奇葩的傭兵，像是鮑勃・德納爾（Bob Denard）和比利時人馬克・古森斯（Marc Gossens）：當我正在開刀幫馬克取出肩膀裡的一顆子彈時，他威脅說要是沒成功處理好的話就要我的命。

不久之後，吉爾斯．卡龍拍攝到從前線運回的馬克遺體，就像一具遭比亞法拉士兵扯壞的木偶。《世界報》記者菲利普．德克雷納（Philippe Decraene）是最熟悉非洲的專家之一，針對比亞法拉戰爭寫了一篇專文，才開始喚醒世人們的良知。

由於訓練不足，我難以處理龐大的工作量，加上經常性的恐懼使我感到肩頭重擔難以負荷。我發覺自己正逐漸瀕臨崩潰邊緣。團隊也察覺到這個現象，建議我前往桑塔納一間學校加入朋友阿諾的行列，該學校已變成兒童營養中心，領頭的是帕斯卡．格雷萊蒂－博斯維爾（Pascal Grellety-Bosviel）醫師，他是無國界醫生組織的創始人之一，隨後擔任法國紅十字會醫療主任。我同意了，想說能稍微喘口氣，至少足以找回某種平衡，但我卻發現比戰場外科手術更可怕的事：在雙層床擠得要滿出來的寄宿大廳裡，收容了三百名孩童，通常與他們的家人一起。他們幾乎全都罹患瓜西奧科兒症（Kwashiorkor），一種營養不良所造成的常見疾病，使他們骨瘦如柴、大腹便便、髮色褪化。大部分的孩童都將因此死去，倖存者也會有腦部損傷的後遺症。每一天，就算治療、打點滴，還是會有三個（有時候是四個）孩子救不了。而在外面的世界，國際輿論則是越來越表示關切。波旁－帕爾馬

（Bourbon-Parme）公主、馬爾他騎士團（Ordre de Malte）的主席來探望我們。我在比亞法拉渡過一九六八年的聖誕節。隔年二月，從各方面看來都疲憊不堪的我，決定要回巴黎，而且我也得完成醫學院的學業。

在法國，貝爾納．庫希內像只有他知道該怎麼做那樣不停地忙碌著，頻繁往返於兩地，而我和剛回到巴黎的阿諾一起到奈及利亞大使館前發起示威抗議。我們組織了一個委員會對抗在比亞法拉發生的種族滅絕，不停糾纏政界人士引起注意，然而我們得到的回應卻相當冷淡……沒有人願意冒險公開支持我們。這時候在互助之家（Mutualité）舉行了一場令人難忘的會議：在該講壇中，我們只有能力邀請到皮埃爾神父和外交官艾蒂安．布林．德羅齊爾（Etienne Burin des Roziers），他也是戴高樂將軍派駐倫敦的副官以及前愛麗榭宮秘書長。我們讓駐奈及利亞大使何蒙．歐伏瓦（Raymond Offroy）在麥克風面前發言，他對比亞法拉分離主義的反對立場眾所周知。他冷冷地指責我們不尊重外國的國家主權，更譴責我們陰險地助長一場與我們毫不相干的戰爭。我們當然激烈地抗辯反擊。他就惱羞成怒並丟下結論，說要結束這場該死的戰爭，最好的辦法就是等比亞法拉人全部餓死……現場一片譁然表示憤慨。

在政府方面，外交部長莫里斯・顧夫・德姆維爾（Maurice Couve de Murville）非常不接受戴高樂將軍和賈克・佛卡爾在比亞法拉問題上採取的政策。但這件事最終還是由尚－保羅・沙特（Jean-Paul Sartre）、西蒙・波娃（Simone de Beauvoir）和雅克・馬多爾（Jacques Madaule）發起連署請願，數十位法國知識分子共襄盛舉。就像人們說的，是一場曲高和寡的勝利。

尤其在巴黎，一九七〇年代初期是開始檢討過去經驗的時刻。比亞法拉事件讓許多醫師意識到人道干預需要一個常設性的組織結構，因為我們總是對國際紅十字會感到不滿，無法理解它嚴守中立的立場。我們幾個人以衷立教授位於法國博戎（Beaujon）醫院的重症急救部門為中心成立了「緊急醫療手術小組」。我們也看到人道救援歷史日後的中流砥柱加入陣營，像是賈克・貝黑斯（Jacques Bérès）或澤維爾・艾曼紐利（Xavier Emmanuelli）。無論是日內瓦總部還是巴黎分部，紅十字會都把我們視為有點荒唐的左派分子、一幫魯莽的熱血青年、對於見證歷史使其免於被遺忘的念頭執迷不悟，而我們的激進行動成果也令他們大皺眉頭。不過我們有知名人士的支持：沙特、西蒙・波娃、阿爾弗雷德・卡斯特勒（Alfred Kastler）、皮埃爾・維達爾－納奎（Pierre Vidal-Naquet）……簡單來說，我們將「比亞法拉，別再來啦！」

這個念頭化為所有可能形式，並力圖創造一種工具以避開當時人盡皆知的保密文化，這種徹頭徹尾源自紅十字會的文化讓施暴者在歷史的審判之前有望逍遙法外。這個工具，必須要有一個打動人心的名字。一九七一年十二月在醫學期刊《活力》（*Tonus*）總部一場會議上的**腦力激盪**過程中，貝爾納．庫希內靈光乍現：無國界醫生！至於我，剛完成心臟病學方面的學業，正在突尼西亞服技術合作人員替代役，並沒有參加會議，但當讀到組織的創建章程，我還是發現它的訴求仍不夠深入……

假如沒有比亞法拉的慘案，說不定無國界醫生這個組織不會誕生，至少也不會是今天我們認識它的樣子。仔細回想這點，我們的行動方針早已有了完全相反的兩極，而且從那之後就一直存在。第一個極點其實是我們針對國際紅十字會的中立立場所提出的尖銳質疑，這個立場在第二次世界大戰期間基本上是失敗的。吉恩－克勞德．法維茲（Jean-Claude Favez）在一本考據詳盡的著作裡調閱了國際紅十字會的檔案，從中得出沉痛的結論：受到眾多知名人士和組織的施壓，國際紅十字會在整個世界大戰期間的立場，是確保在國際人道法領域之內遵守《日內瓦公約》，因而在戰時該機構打算保持中立。再者，特別反對任何參戰行為的瑞士聯邦，當時所推行的政策更加強此一立場。同時，德國紅十字會漸漸地對納粹卑躬屈膝。正是在此脈絡背景之下，國際間終於湧現針對國際紅十字會的主要批評聲浪。面臨這樣的敵意，其委員會決定向德國當局撰寫一份文件以作為回應。這份文件的作者全都是瑞士人，他們大部分是日內瓦資產階級或新教豪門世家的成員，有高階軍官、外交官、銀行家甚至聯邦議員。最終呈現的文件糟糕透頂。國際紅十字會成員所採取的立場還不如梵諦岡尖銳，而梵諦岡當時被認為立場過於溫和，甚至是幫兇。他們在德國當局的陪同下參觀過像是泰雷辛施塔特（Theresienstadt）那樣的示範集中營，對許多滅絕營裡的狀況也完全知情。但是報告中卻沒有任何個人權利方面的參考資料，沒有提到大量拘禁或集中營，也完全沒有提到茨岡人（Tsiganes）或猶太人。這個回應的終極企圖因而失敗：國際紅十字會始終堅持立場，絕對遵守《日內瓦公約》。

我們方針裡的另一個極點，很慶幸地從未偏移，因為無論過去與現在，它都從弗拉基米爾・真開萊維奇（Vladimir Jankélévitch）的思想中汲取靈感。這位光芒四射、活潑開朗但也飽受折磨的哲學家，同時集道德學家、形上學家及音樂家於一身，對整整一代投身當代問題的年輕族群默默地留下深刻影響，在其《無時效》（*L'imprescriptible*）一書中，他是最先定義無時效性這個概念的人之一，當時的傳統國際法試圖將納粹罪行視同為有時效性的普通罪行。他對於敵人這個概念有一種相當個人而且不容妥協的思考方式，畢竟我們最後都會遇到**敵人**。在德國人民和納粹狂熱主義之間，他沒有給予任何理性的寬容，也沒有真的去加以區別。他對紅十字會的看法啟發了我們。我從未遇過他，貝爾納・庫希內倒曾與他擦肩而過，安德烈・格魯克斯曼（André Glucksmann）和米歇爾・傅柯（Michel Foucault）也是。我們深深被他吸引。不得不說，我們這個世代還太年輕而無法真正瞭解戰爭，即便我們的父母曾經與戰爭關係密切，我們就跟許多一九六八年的「左派分子」一樣，對自己未能參與抵抗運動（La Résistance）而惆悵不已……

我呢，無論如何，抵抗的概念很早就引起我的關注了：記憶所及，這是我到布馮（Buffon）中學讀八年級時才被激發的念頭（學校當時從最低年級十二年級開始招生，一直到結業班[6]）。關於那些年剛結束的事情，家人並沒有跟我提到太多。在那裡，我才知道有「布馮中學五烈士」。然後，有一天在校園的風雨操場，學校放了雷奈（Resnais）和馬克（Marker）

關於集中營的電影《夜與霧》（*Nuit et Brouillard*）給我們看。那時候九歲的我，認為我的世界觀就是在那裡形成的。當時我不懂為什麼父母要保護年幼的我不受這段痛苦歷史的影響。必須得提一下，我來自新教家庭，我們新教徒彼此之間並不多話。我們採取行動，但保持緘默。

記者安妮・瓦萊伊斯（Anne Vallaeys）在其精彩著作《狄厄勒菲或緘默的奇蹟》（*Dieulefit ou le Miracle du Silence*）裡清楚說明了這種態度，描述二戰期間德隆省（Drôme）小鎮狄厄勒菲，如何以徹底守密的方式藏匿保護無數猶太人和抵抗運動人士。她在書裡提到牧師亨利・艾伯哈德（Henri Eberhard）的行動，不知是碰巧還是命中註定，我們的姓幾乎一模一樣，他還是我童年時期在巴黎彭特蒙（Pentemont）教區的牧師。但他從來沒有跟我們說過他在狄厄勒菲的行動！

6 譯注：法國學制中，結業等同於臺灣的高三，作者所稱的八年等同臺灣的國小四年級，十二年級則約為幼稚園大班。

這段期間，在比亞法拉的軍事形勢急轉直下。紅十字會仍設法輸送最低限度的人道援助，但聯邦軍隊現在以直接威脅醫療團隊為使命。一九七〇年一月，雙方停火，因為比亞法拉已無戰力，奧杜梅格伍・奧朱古上校跟他的妻兒很不光彩地搭波音客機遠走高飛，先是前往瑞士再轉往象牙海岸，讓他的人民設法自生自滅。至於我們呢，我們試著放眼未來：因為我們終於擁有無國界醫生這個夢寐以求的「工具」，能夠以普世公民醫生的身分在世上行醫，並希望我們已經從比亞法拉的衝突獲得足夠的教訓，得以面對其他接踵而至的人道危機。

讓我快轉時間，好結束比亞法拉這段故事：二十年後，我跟帕特里斯・范・埃爾塞爾（Patrice Van Eersel）一起回到比亞法拉，他準備幫吉恩－弗朗索瓦・比佐（Jean-François Bizot）的雜誌《現時》（*Actuel*）撰寫關於世界醫生組織的特刊。我有個自認高明的想法：找到經歷戰爭的見證者，讓他們說出真相。但我很快就洩氣了。我到處碰壁，似乎所有人都得了失憶症，無論是有意還是無意的。沒有人記得，沒有人看到，而且什麼都沒有發生——尤其是我曾經目睹的那一切。只有一位護士認得我，醫院始終都在原地，茂盛的草木將它覆蓋得令人無法辨認。不過我們在奈及利亞南部的奧韋里（Oweri）發現了戰爭紀念館，陳列著兩邊陣營的往事。交戰雙方的照片在走道兩側牆壁上相互對峙，說明了戰爭的現實與暴力，而其他在眾多營養中心拍攝的照片，則讓人看到瘦弱不堪的孩童們。這座紀念館是一位南斯拉夫上校創立的……現今這個國家擁有兩億人口，其中大多數是穆斯林，而以少數民族伊博族為主的基督徒僅有幾百萬，他們寧願提高警覺並保持低調。二十年後，因為出現了可惡的博科哈蘭（Boko Haram）[7]組織，古老的種族宗教衝突在北部死灰復燃。**博科：書。哈蘭：禁止**。一切不言自明。

讓我們更難過的是，幾年後在巴黎，我們被迫經歷了讓人極為反感的結局……在一場輿論反攻行動中，過去投入比亞法拉救援的醫師們突然收到指控，說他們充其量只是賈克・佛卡爾狡猾非洲政策中的棋子，最糟糕的可能是共犯。儘管有這麼多指證歷歷的報導，我們可以聽到他們說從來都沒有種族滅絕大屠殺，也沒有孩童餓死。真正要為伊博族人自身不幸負起責任的，其實是他們自己。他們就像見習巫師，促成充滿謊言的國際新聞官傳卻無力控制

7　譯注：博科聖地，奈及利亞的伊斯蘭教原教旨主義組織。

局面。這件事留給我無奈的回憶，不只讓我啞口無言也很受傷。手法毫無新意，就是用抹黑的方式來詆毀他人信譽。但要怎麼對抗？從來都沒有人能從流言蜚語中全身而退。即便我們為了讓比亞法拉戰爭的事態為人所知而大力炒作宣傳活動的作法可能讓人厭煩，但持相反意見的人難道不是在否定罹難者的存在嗎？以國家利益為名經常違背事實，但至少有理可循，就像古希臘悲劇劇作中拒絕讓安蒂岡妮（Antigone）的兄弟安葬的克瑞翁（Créon）。否認種族滅絕的暴行不單否定了真相，更污辱了真相。

傷患不分善惡：

在黎巴嫩，救人一視同仁

始的。

無國界醫生才剛創立，我們又再次受職責感召：協會的戰場任務，是從黎巴嫩才真正開始的。

時間是一九七五年底，內戰一觸即發，一開始是基督教長槍黨人（Phalangistes）和巴勒斯坦人之間爆發的武裝衝突，接著以色列和敘利亞照例無預警（但有以進攻作敲門磚）參戰，而現在伊朗則通過黎巴嫩真主黨（Hezbollah）毫不費力地介入。就像我們之中某位所寫的那樣：「每當得知有一場新的戰爭、一場新的屠殺，或者有時候只是單純的緊張局勢，我們拿了機票，幾個人就出發去搭乘第一班飛往貝魯特的飛機了！」在這第一批飛機上，有我先前在比亞法拉結識的戰友賈克．貝黑斯、皮耶爾．帕迪耶（Pierre Pradier）還有馬里奧．杜蘭。重逢的氣氛極為熱烈：

「馬里奧！自從奧沃歐瑪瑪之後過得怎樣？」

「一切都很順利，我進步可大了，幾乎可以讓我混口飯吃了。」

「你找到一間願意讓你非法開刀的診所？」

在當時，沒有法國文憑的醫師始終無權執行手術。與埃里希・瑪利亞・雷馬克（Erich Maria Remarque）那本引人入勝的小說《凱旋門》（*Arc de Triomphe*）內容相差無幾，描述兩次大戰之間在法國的外國醫師因為生活拮据，只能偷偷替無良法國同行開刀……

「不、不、才不是，我說的是我的畫啦。我住在蒙馬特，我畫流浪兒，也幫遊客畫肖像，生意好得很！」

這個意思就是，當我們用手術刀拯救他人的生命時，也完全可以用畫筆謀生。在貝魯特，馬里歐將整整一年持續不懈地以有限資源治療數百名傷者，他們來自各個戰線，由各種教派信仰的民兵抬送前來，同時不斷提醒我們一個信條：傷患不分善惡，他們都只是傷患。因此得要貝爾納・庫希內使出渾身解數，才能順利在空襲轟炸之下的納巴（Nabaa）這個「巴勒斯坦進步黨」（Palestino-Progressiste）之城設立醫院。此外，從長槍黨民兵所占領的防線前往醫院的過程可說運動量十足，長槍黨——卡塔埃布（Kataeb）——是由杰馬耶爾（Gemayel）政治王朝的第一代，仿效墨索里尼的法西斯主義民兵模式而創立的。少數願意載我們前往的計程車司機，大部分都是亞美尼亞人，一路全速狂飆。為了避免被狙擊手射殺，他們整顆頭藏在方向盤底下，而我們其他乘客只能把身體壓低趴在後座上。因為卡塔埃布對我們所抱持的理由無動於衷，他們無法理解為何我們執意要去治療那些他們只想全部殺光的巴勒斯坦激進分子。而且他們還說，有機會也很樂意把我們處決掉……我們則回答，輪到他們被轟炸所傷的時候，我們也會來救。他們不信，但天曉得不久以後的一九八九年，我們將有機會證明這一點……

這段時期在巴黎，一些令人不快的聲音開始在無國界醫生的組織內部發酵，許多新加入的成員認為鋌而走險是沒用的，其他人則開始再也無法忍受貝爾納．庫希內為了讓我們的行動廣為人知，毫不猶豫地在媒體上大肆宣傳的舉措。

不過當我們身處行動現場時，心思完全不同。我仍然對某些人類的善良感到驚嘆不已：就是在同一個納巴城區裡，我遇見兩位閃耀傑出的人物，時至今日，我和他們之間的友誼仍然使我備感榮幸。

第一位是蘇珊娜修女，一名年輕的敘利亞籍方濟會（Franciscaine）成員，當時二十五歲，長年在貝魯特的一所巴勒斯坦難民營裡擔任護士，後來在塞伊達連同少數其他修女照顧什葉派的難民。這場戰爭最慘無人道的時候，蘇珊娜修女始終在場，優先照顧最弱勢的孩童、婦女和老人……她於一九九〇年離開修會，在我擔任心臟科醫師的北部心臟病學中心工作過一段時間後，現在她住在法國特魯維爾鎮（Trouville）。然而最近，她忍不住又再次回到敘利亞，在戰爭最劇烈的時候與法國的非政府組織共同進行人道救援。

另一位同樣在納巴遇到且令我由衷敬慕的人物，是小兒科醫師卡梅爾・莫漢納（Kamel Mohanna）。莫漢納證明我們可以消弭社會、種族和宗教差異，收容並照顧任何出身和信仰的難民。他在衝突爆發的第一時間創立了亞梅爾國際協會（AMEL），並持之以恆地透過這個協會展開行動。起初資源有限，但他的組織能力、絕妙口才和交際手腕，讓一切障礙都迎刃而解。高瘦苗條的他經常有說不完的笑話，讓周遭的人都能保持愉快的心情。例如他曾說過……一個巴勒斯坦人問上帝什麼時候世界才會和平，上帝回答「不在你有生之年」；巴勒斯坦人於是又問上帝他們什麼時候才會有自己的國家，上帝回答「不在我有生之年」。在他的領導之下，AMEL不斷發展茁壯。這個協會接受歐盟、梅里埃協會（Institut Mérieux）、聯合國難民署、眾多大使館的金援以及個人和組織的捐款，總部位於機場道路旁的一棟多層建築，由精力旺盛的年輕人組成且廣受敬重，這在當今教派仇恨紛亂交織的黎巴嫩來說，實屬奇蹟（關於這個「黎巴嫩共識」有一點足以作證：卡梅爾・莫漢醫師從未遭到綁架……）摧毀貝魯特港口的爆炸事件再次凸顯協會的行動、奉獻、效率和謙遜。去年，AMEL甚至出現在諾貝爾和平獎的**決選名單**上。每年我都會前往貝魯特給年輕法學者們上一系列人道法課程，而幾年前我還夢想在法國的塞納－聖丹尼省（Seine-Saint-Denis）成立AMEL分部。當地的教派衝突也開始令人擔憂。

黎巴嫩，對我們而言也是與伊瑪目（Imam）[8]穆薩・薩德爾（Moussa Sadr）相遇之地。他在什葉派社群裡的威望很高，也成立了具有影響力的人道主義協會——貧困者委員會（Comité des Déshérités），該委員會與遜尼派和基督徒都有聯繫，並立刻讓我們與其團隊密切合作。在黎巴嫩南部，自一九七六年到一九七九年之間，我們因而能夠在他的幫助下發展診所並加強醫院的團隊。他很快就遭遇了悲慘的命運：一九七八年八月，他應邀前往利比亞，卻在那裡無聲無息地消失，很可能是被格達費（Kadhafi）親手殺害。另一位遭到政治暗殺的人物是伊朗人薩德格．戈茨巴扎德（Sadegh Ghotbzadeh），他是我們非常親密的朋友，也是伊朗領袖伊瑪目何梅尼（Khomeini）在巴黎的發言人，並迅速地成為伊朗伊斯蘭革命之下的廣播公司主管，然後擔任外交部長。他經常從德黑蘭打電話來安撫我們的疑慮，因為我們憂心某種宗教狂熱正在興起。他向我們解釋，這是實現伊朗真正民主的必要的階段，我們則心存懷疑……他突然被逮捕，接著在一場以假亂真的滑稽審判後，於一九八二年九月十五日在埃文監獄（Evin）被槍斃。另一位我們曾經多次合作過的伊朗人穆斯塔法．沙姆蘭（Mustapha Chamran），是在洛杉磯加州理工學院接受培訓的工程師，後來成為伊朗國防部長，一九八一年在伊拉克前線死亡，死因非常可疑。所有這些我們信任的朋友，若他們還在世，也許能夠改變中東的面貌。但他們全死了。

受到貝魯特工作的成功所鼓舞，我們很快就在黎巴嫩南部的泰爾（Tyr）和巴蘇里耶

---

8 編注：阿拉伯語的教長。

（Bassourieh）建立新診所，甚至還有一間婦產科醫院，全部交由麻醉師米榭爾・邦諾（Michel Bonnot）和他當時的伴侶艾芙琳管理。黎巴嫩的悲劇，對我來說，也是一九八二年六月薩布哈和夏提拉（Sabra & Chatila）的悲劇。那時以色列軍隊發動加利利和平（Paix en Galilée）閃電行動，占領了貝魯特市。世界醫生組織不顧危險，還是在貝魯特西部的阿卜杜勒－卡德爾（Abdel-Kader）法國中學內設立了一所醫院，但轟炸很快就迫使我們撤退到凡爾登街區（Verdun，一個與情況相符的名稱，因為我們是如此地受困其中）的一個地下車庫裡。

然後某一天早上，有人要求我們在薩布哈和夏提拉難民營進行緊急手術。我和我的朋友埃里克・彼特曼（Éric Peterman）一同前往，發現慘絕人寰的景象——到處都是死亡的氣味，地上有數十具遭剖腹的女性及被割喉的嬰兒屍體，老人們奄奄一息。以色列軍隊照理說要保護營地，卻放任長槍黨民兵闖入，整個晚上屠殺其中收留的難民。是有意還是疏忽，仍在爭論當中。當時，國際輿論譁然並同聲譴責。回巴黎之後，我們撰寫了一篇社論給《世界報》，但我沒有完全意識到巴黎人的輕浮：那時負責該專欄的賈克・阿瑪勒希克（Jacques Amalric）以文章寫得不夠好為由拒絕了我的投稿；不考量內容所傳達訊息的重要性，他一心只堅持要賦予它一點風格。要到二〇一三年，《解放報》記者索爾吉・夏隆東（Sorj Chalandon）才寫了《第四道牆》（*Le Quatrième Mur*）這本精彩的著作，描述他親臨大屠殺現場的所見所聞。足足等了三十年，才終於有人能完整重現薩布哈和夏提拉難民營的恐怖悲劇。

請允許我稍微離題，或者至少更詳細地描述一下埃里克・彼特曼這個人，他的人道主義工作一直使我心生欽佩。事實上，離開黎巴嫩之後，他無所畏懼地重拾他作為婦產科醫師的終身使命：主要在俗稱黑色非洲的撒哈拉以南地區修復婦女的身體，那裡的女性割禮習俗非常嚴重。他們至少有兩位，他和泌尿科同事皮埃爾・福爾德斯（Pierre Foldès）醫師，很早就投入這項文化災難的修復工作：在許多非洲國家裡，即便法律禁止這項習俗，人們依然繼續殘害婦女。造成的創傷駭人聽聞：外陰遭受殘割的婦女，往往會留下殘缺，經常患有直腸陰道瘻管問題，除了造成不適（用這個詞形容實在太輕微了），也阻礙分娩（分娩的婦女當中許多人因此死亡），這使得她們找不到對象，而且還會被家人和村民拋棄。埃里克・彼特曼和皮埃爾・福爾德斯採取各種措施來幫助婦女們擺脫這樣的地獄。尋求策略當然不是容易的事，因為在文化問題的背後，一如既往地存在著經濟問題。執行割禮的婦女通常屬於鐵匠的種姓階層（沒什麼好大驚小怪的，鐵匠一向與巫術及地下勢力密切相關），她們做這樣的手術能獲得相當優渥的報酬，也能養活一大家子。通常在非洲，當某人獲得一定收入時，他們會撫養父母和其他賴其生存的人。若執行割禮者失業，就會讓許多人陷入貧困。因此，當世界醫生組織的代表團帶著消除割禮的計畫來到一座村莊時，就會遭遇某種阻力……儘管如此，村裡的婦女們正因自己身為女性，所以大多還是對此表示支持；雖說這項習俗仍舊根深蒂固，但醫師們還有法律作為後盾！而往往藉由討好村長、與葛里歐（Griots）[9] 達成協議和為割禮師找到賺錢的替代生意，我們就能遏止這項習俗。再不濟也能緩止實施割禮。雖然我們也清楚，某些家庭還是會遵守傳統，繼續從法國把他們的女兒送回祖國接受割禮。

對於一位關注當代問題的醫師來說，這世上存在著兩種戰爭：有大屠殺的暴力危機，也有幾乎每天發生、令人精疲力竭的戰爭。要去抵抗無形的敵人、抵抗消極作為、抵抗漠視人類處境必須改善的阻力。我們總是迫於情勢而身不由己地同時展開兩種戰爭：位於黎巴嫩南部的診所在轟炸下照常經營，但我們也同時要執行日常的醫療和保健工作。

那個時候，在一九七〇年代末期，我還不曉得我日後將在同樣艱難的情況下多次重返黎巴嫩。目前，回法國讓我可以暫時找到一段平靜的時光……至少我曾經是這麼想的，但後來事實證明我錯了！

9 編注：非洲的口述傳統者，常為王室顧問，亦有調停紛爭的作用。

以毛地黃自殺

時間回到一九七八年，當時我還是一位年輕的心臟病科醫師，某個週末我前往位於聖丹尼（Saint-Denis）的北部心臟病學中心，在加護病房執勤。接待我的團隊突然跟我說了一個奇怪的故事：前一天晚上，大約十點左右，來了一名年輕女子，看起來非常冷靜，拎著一具小手提箱。她不慌不忙地表明剛吞下二十毫克的毛地黃，目的是要自殺。眾所周知，毛地黃素是一種很有效的心臟病用藥，但是若劑量過多，就成了劇烈的毒藥：它會使心臟跳動陷入瘋狂，造成致命的心律不整，在每分鐘兩百次的加速和極端減速間交替著。當時沒有任何服用如此劑量的病患能夠獲救。我們的訪客證實她非常清楚自己在做什麼，也已向她的家醫科醫師丈夫表明此事，而且是丈夫把她帶來這裡的。團隊向我簡報如下：病人抵達時精神奕奕，但很快就發現自己情況惡化。以專業術語來說，她的心房和心室過度顫動，也患有房室傳導阻滯等症狀。他們把她安頓在心導管手術室，從右心室內接了一組心律調節器，以便每次心臟停止跳動時能重啟心跳。當心臟開始微弱顫動時，就必須施以「電擊」；若對電擊沒反應，就轉做心肺復甦術。

當我抵達時，醫療團隊已經盡力保住病患十個小時了。大家都有點累，每個人悄悄踮起腳尖溜走同時祝我好運……為了不愧對良心，我打給費爾南德－維達（Fernand-Widal）醫院的毒物控制中心，他們的答覆直截了當：沒有任何病患吞下這麼多劑量還能獲救的，我們無法做出更好的處理，讓她待在你們那裡就好！

一點機會都沒有嗎？要是碰巧有……我首先就到北部心臟病學中心的圖書館四處翻看、查閱現存文獻。那兒只有紙本出版物，因為當時是一九七〇年代末，網際網路並不存在。幸好這間專門圖書館的藏書格外豐富，輸入「毛地黃中毒」查詢時，我發現了一篇由紐約哥倫比亞大學醫學教授文森．巴特勒（Vincent P. Butler）撰寫的文章。內容很專業，是關於免疫學，我雖然瞭解的不多，還是讀懂他有成功調製出解毒劑。我心想：啊！如果我打電話給他呢？但當時我們仍處於電話通訊的史前時代，這項工具既罕見又昂貴，以至於在醫療機構裡幾乎找不到能夠直撥國外的電話。但是這一次，奇蹟出現了——心臟科醫師輪值室內正好就有一臺國際電話，於是我打給理查德．戈德斯坦（Richard Goldstein）。我才剛和他一起在紐約成立了 Doctors Without Borders（即無國界醫生）。那是一個我們希望把無國界醫生組織推向國際的年代，他迅速回覆並著手開始尋找這位厲害的巴特勒先生。爾後，他飛快前往位於紐約北部的哥倫比亞大學，第二個奇蹟出現——巴特勒本人正在他的實驗室裡工作。星期六早上吔！當然，巴特勒立刻表示有興趣。美國沒有毛地黃滴劑，只有藥丸，稱為地高辛（Digoxine），他隱約看到一個機會，可以測試他在抗原結合區（fragment antigen-binding, FAB）經由交叉反應分裂出的地高辛解毒劑是否有效，這些解毒劑抗體來自一群經過免疫接種的綿羊……一群安然放牧在哥倫比亞大學建築屋頂上的綿羊。由於毛地黃素的分子量太高，無法隨著尿液排出，於是他就設想製造一種能與毛地黃結合並排出人體外的分裂抗體。他對綿羊做過測試，結果有效。

「這位埃伯哈醫師，我是否能打電話給他呢？」這有什麼問題！我與他立刻接上線並開始交換意見，而我的團隊則在樓下竭盡所能地照顧病人。

巴特勒還是指出了兩個嚴重的問題。首先是可能造成的血清反應，這是一種通常會致命的過敏反應，即便抗毒產品為了盡量避免此風險已經過加工處理。此外，如果毛地黃侵透其他器官，附著在心肌上的時間會長達十四天，我無法指望能讓病患的生命維持這麼久。第二個問題，則是這種抗毒劑要價極其昂貴。總之無論如何，他手上有冷凍保存的藥劑準備免費寄給我，由我來把它解凍、過濾、滴定。這一切都只能在實驗室裡進行，最後才能為病患注射。

我腦海中隱約開始浮現一個解決方案，但它如此模糊、如此渺茫，以至於我在進行之際必須屏息凝神。一連串拯救措施啟動。現在是巴黎時間晚上八點，紐約時間下午兩點。理查·戈德斯坦從巴特勒那裡拿到了寶貴的解毒劑。他趕往紐約甘迺迪機場，接著一名法國航空機長出手相助，將藥劑穩妥地放在波音飛機的保冷箱中（這又是一件現今不可能發生的事情）。巴黎時間早上八點，飛機在華西機場（Roissy）[10]降落，我派遣我的實習生隨同兩名摩托車騎警前往機場，將解毒劑送到尼克醫院（Necker）的免疫學實驗室進行解凍。但是實驗室主任盛氣淩人地現身，悍然拒絕為一家私人診所執行這種手續……在眾人音量越來越高且場面開始失控的同時，解毒劑被過濾並滴定，實習生趁亂拿了解毒劑並悄悄閃人，在兩名摩

10 譯注：現在的戴高樂機場。

托車騎警的護送下飛奔回到北部心臟病醫學中心。接下來的發展雖然近乎奇蹟，卻極為順利。注射解毒劑後半個小時，所有的徵象都穩定地朝康復的方向發展：毛地黃素隨尿液大量排出，心臟細胞的鉀離子指數也從七降到三……這位從一開始就不斷暗示我們或許不必這麼執著的年輕女人丈夫，此刻也一言不發。大西洋那頭心急如焚的巴特勒，則要求我每隔一分鐘就凍結一份血液和尿液樣本。二十四小時後，病人醒了。沒有任何後遺症。一個星期後，她在丈夫的陪同下離開了診療中心。

這類手術在今天可能看起來司空見慣，但那時都還沒進入八〇年代呢，傳遞科學資訊的方式才剛剛起步。現在只要在鍵盤上按兩三下就能收集到所有必要文獻，但在當時，能碰到建有極為專業圖書館的北部心臟病醫學中心，真是吉人天相！即使在一些優秀的公立醫院也不見得會有這等好事。雖然找到了巴特勒的文章並展開這項療程，但我得承認，因為缺乏其他配套資訊以及個人才疏學淺，我當時只是一知半解。直到愛滋病研究大師賈克．萊波維奇（Jacques Leibowitch）醫師親自指導我之後，我才能融會貫通，並與巴特勒聯名撰寫了一篇具重大突破的相關文章。

另一方面，這次「非常單純」的突擊行動，同時引發了令人擔憂的倫理問題。倫理問題涉及醫師的權力，也可以稱之為生殺大權：如果手術出現意外，這位年輕女子不幸在搶救過程中回天乏術，她的丈夫和家人很可能提起訴訟。當這樣的情況發生在一個部門時，只要短短幾個小時，所有人都會知情，而決策在某種程度上成為集思廣益的結果，即使最後只有醫生一個人擁有決定權。就我而言，我真的沒有這類的優柔寡斷，我經常必須在許多戰線進行緊急手術，特別是巴勒斯坦人和長槍黨人在黎巴嫩南部爆發衝突的期間，我被訓練到能當機立斷做出相關決定。這也是我們無國界醫生組織從一九六八年五月學潮中所汲取的教訓：不惜任何代價採取行動。這可能是相當危險的教訓，但仍然是我的信念。

另外還有法律方面的問題，因為根據紐倫堡審判（Procès de Nuremberg）後對《國際法》的修訂，在人體上使用新產品有非常嚴格的限制，而幸好病人的權利也特別受到保護。但我自己從未想到，不久之後還會踢到最後一次鐵板。在我與巴特勒共同執筆的文章發表後，我受邀到哥倫比亞大學做相關介紹。臺下聽眾為數眾多，其中至少有四位諾貝爾醫學獎得主，包括當時已八十四歲的心臟導管插入術創始人法國醫師安德列・考南德（André Cournand）。

不得不說，我對自己自豪的程度可不是只有一點點。演講結束後，安德列．考南德帶我到他的辦公室。他露出一抹極為甜蜜的微笑，再次向我表示祝賀。我不該掉以輕心的，因為他接著單刀直入：「年輕人……」他的聲音相當溫柔，「如果你在美國這麼做，很可能會因為阻止一個人自殺而被起訴，因為你迫使他違背了自己的意志」。

這倒是真的。我們有時會面臨這種問題：當醫師面對死意已決的自殺企圖、一個並非變相求救的自殺行為，該怎麼做呢？這個問題既痛苦又複雜。我的立場是，如果這個人是年輕人，我們應該竭盡所能拯救他，給他一次重生的機會。而這位女人，無意之間成為我剛講述故事的女主角，她的案例正好符合這個背景，但又更耐人尋味。在與時間賽跑的拯救過程當中，我提到我對她丈夫的神秘態度有些困惑：他帶著「奄奄一息」的妻子來到診療中心，又帶著「死裡逃生」的妻子離開，卻沒有表現出任何特別的情緒。自此，我再也沒有聽到這位病人的消息。直到一九九二年，十三年後的某一天，她來到我的診所看病……「醫生，您好！我想跟您說，當您的團隊在搶救我的那個時候，發揮作用的完全不是您的毛地黃解毒劑，而是我內在終於燃起的一股精神力量……」我張口結舌、無言以對，只能含糊其詞地搪塞了事：「好吧」，然後形式上依然幫她做了檢查。「一切都很好，沒有異常。再見，夫人！期待下次光臨。」但在八年後，也就是二〇〇〇年，我在北部心臟病醫學中心看診時，又在門診預約表上看到她的名字。這次情況有了一百八十度的大轉變：「醫生，我跟您說，我和先生離婚了。我搬到法國南部定居，遇到了一個很棒的男人，現在生活非常美滿。我得向您說聲謝謝。」所以她還是很高興能從自殺中獲救。但她仍然花了二十年的時間，了結某種思想上的控制後，才說服自己相信這一點。這時考南德博士的話又浮現在我的腦海中，我才體會到這句話，是多麼饒富深意。

此外，我很好奇，除了北部心臟病醫學中心之外，這種瘋狂奇遇記在其他地方是否也可能發生？畢竟，位於聖丹尼的北方心臟病醫學中心，在當時就是一個不太尋常又愛唱反調的組織，到了現在更是如此，而我的生命已與它產生了將近四十年的聯繫。

這個機構創建之初，曾有伯納德．莫蘭（Bernard Morin）博士這位非凡出眾的人物，但他已經在二〇一九年去世。他曾是二戰抵抗運動的成員，被送往奧斯威辛集中營時從火車上逃脫；他也是共產黨員，甚至是一名死心塌地的史達林主義者，在心臟病學發展還處在初始階段的年代，他已經是一名心臟病學大師，與當時保守的醫學精英環境格格不入。一九六八年，這個情況更是變本加厲，因為他參與行動的狂熱程度令人為之側目。他不費吹灰之力即從史達林主義轉向毛澤東崇拜，因為他對語言學習與心臟病學兩者的熱愛不分軒輊。他學習俄語當然是為了更深入精通蘇聯的學說，就像他後來為了更瞭解毛澤東思想而學習中文一樣，這對他來說是很自然的事情。但當時的政治氛圍並未改善他與學術權威們[11]的關係，他的無產階級左派朋友或其他小團體，在整個五月學運期間對學術權威們大肆辱罵、推擠，有時甚至還包圍他們。而他也心知肚明，無論他多麼出類拔萃，要在公共救濟事業系統謀求一份傳統職業，肯定是會吃閉門羹的。沒關係，他到當時還是城郊工人住宅區的聖丹尼開業當心臟科醫生，也很快就在當地如魚得水。隨著他的影響力拓展到鄰近的共產主義市鎮和薩塞勒鎮（Sarcelles），他建立了驚人的客戶群，曾有一段時間還成了該地區唯一的心臟病專家呢！他嗅到先機，隨即前往紐約和瑞典考察一些先進技術，回來後得出結論：心臟病學的未來在於搶救的措施。在那個時代，心肌梗塞是主要的心臟疾病，造成大約二〇％的死亡率。人們對於患者的緊急處理方法一無所知，一旦他們被送到醫院，也不太知道如何採取治療……後來，由於法國醫療緊急救助服務中心（SAMU）的建立，加上醫院急救技術與時俱進（尤其在電擊治療方面），這個問題也迎刃而解。然而，由於北部心臟病醫學中心是私立機構，擁有公共救濟事業系統無法享有的創制自由，所以伯納德．莫蘭仍然是這個領域的先驅，而且在很長一段時間內都處於領先地位。

一九七一年從瑞典回來之後，伯納德．莫蘭決定在聖丹尼這個滿地葡萄牙與北非移民的貧困土地上成立一個法國最現代化的急救中心。市政府提供了一塊幾乎免費的土地，他找了一位建築師、談妥了一筆貸款，建築物於焉拔地而起，急救中心也應運而生。在很短的時間內，服務遍及整個地區，連公共救濟事業系統也難以望其項背。

一九七四年時，我剛從突尼西亞共和國首都突尼斯服完合作醫生替代役。當時我想找一份能兼顧無國界醫生組織志工的工作，加上被逐漸嶄露鋒芒的北部心臟病醫學中心所吸

---

11 譯注：原文用 mandarin，有和「史達林」雙關之意。

引，於是前往毛遂自薦：「晚安，你們在找的急救醫生，這裡就有一個……」我稍稍誇大我在這個領域的工作能力。伯納德・莫蘭和他的合作夥伴阿曼德・貝納塞拉夫（Armand Benacerraf）張開雙臂熱情歡迎我。阿曼德・貝納塞拉夫是一位剛從摩洛哥毅然離開並回到法國的教授。我與他們共事之初，可說令人心情激蕩卻也波濤洶湧，因為環境背景挺複雜的：一是我在無國界醫生組織裡比較常接觸基礎公共衛生和政治問題，而北部心臟病醫學中心則處於技術革新的頂尖地位，使我不得不費心勞力、急起直追。其次，伯納德・莫蘭一直以來是個強硬、絕不妥協的史達林主義者，而我卻是大力反對共產主義政權協會的成員。只是，我們在走廊上的咆哮爭吵，到了病人床邊，就會不可思議地平息下來。在病人面前我們用聽診器相互比拼，這也是當時唯一能診斷病情的方式。當貝爾納・庫希內負責衛生部時，我曾在那兒連續任職好幾年。不得不說，我當時努力讓一些被常規卡住的技術行政問題取得進展，也因而能稍微回饋曾經施予我莫大恩惠的北部心臟病醫學中心，對此感到非常榮幸。另外，伯納德・莫蘭對我不只耐心十足，當我必須隨時與無國界醫生或世界醫生組織一起飛往世界各地時，他也毫無怨言地接受我在北部心臟病醫學中心的多次告假。在北部心臟病醫學中心工作真的很令人興奮，因為有很長一段時間，我們一直是該領域的佼佼者。也正是在這裡，我們在技術精湛的外科醫生雅裡歌．勒桑納（Arrigo Lessana）的帶領下，共同完成了心臟手術最重要的進展，例如二尖瓣膜修補術和全動脈冠狀動脈繞道手術。

另外有一點蠻重要的：這個中心本身仍是個與常理相矛盾的存在——一家在貧困地區提供社會保險補助的私立心臟科醫療機構！儘管世代更迭，此處仍然堅守著這個源於烏托邦的理想壯志，一個當今經濟條件無法再創造出來的烏托邦。尤其四十年來，我見證了這個城市（或者更廣泛地說，見證了整個塞納－聖丹尼省）的深刻變化。這裡仍然一樣貧困、一樣被忽視，幾十個民族帶來多采多姿的多元文化也越來越極端化，就接受醫療和教育而言，仍使其處在一個不利的位置上。在這種環境下，北部心臟病醫學中心更是一個史無前例的特例。

自由的囚徒

我這年輕醫師每天都在上課學習新知的同時，地球持續轉動，衝突在世界的另一端無情爆發。無國界醫生組織徵召我，於是我在一九七八年飛往烏拉圭，另有其他三位醫師一同前往：貝爾納．庫希內、納粹集中營的倖存者兼兒童精神科名醫斯坦尼斯洛．湯基耶維奇（Stanislas Tomkiewicz，暱稱 Tom），還有心臟病學教授方索瓦．葛杭（François Guérin）。阿帕裡西奧．門德斯（Aparicio Méndez）總統治下的烏拉圭，表面和平民主、長期以來被稱為「南美的瑞士」，但實際上是個相當兇殘的獨裁政權，在兀鷹行動(Condor)的庇護下茁壯成長(該計畫由美國和法國主導，旨在支持並協助巴西、阿根廷、玻利維亞等最惡名昭彰的軍事政權）。而且他們面對的是相當激進的革命運動，尤其是在烏拉圭，民族解放運動圖帕馬羅斯（Tupamaros）的領導人可不是唱詩班的單純小孩。我們毫不汗顏地誇大自己的重要性和政治影響力，在當地也受到最高當局的接待，所以很泰然自若地要求他們揭示真相：事實上，雖然我們已經成功進行了多項重大行動，但在一些國家眼中，無國界醫生組織還是一個做做業餘零星活兒的可愛工具而已。幸運的是我擁有第二本護照，由於我也是瑞士公民，因此我能堂堂正正地代表無國界醫生組織瑞士分部，讓我們的國際地位更無以挑剔。我們手中掌握著一份名單，從中可以看出，在一個名為自由（Libertad，這名字取得好到不能再好）的監獄裡，關押著四十四名男子和二十名女子，其健康狀況相當令人擔憂。我們不斷向接待我們的各界政要強調這個問題，還向他們提供了九名健康狀況同樣糟糕的政治犯的名字，也就是圖帕馬羅斯的前領導人，其中兩人擁有法國和烏拉圭雙重國籍。

整整一個星期，我們與衛生部長、國防部長以及一大堆軍事醫院的負責人進行了一次又一次的會談。理論上，他們每一個人都有權處理我們的要求。但我們必須理解，實際情況並非如此簡單。

「和生病的囚犯會面？當然可以，應該沒問題，我們又沒有什麼好隱瞞的。我們再看看情況如何，然後會盡快通知您。稍微有點耐心，您也知道行政機關總是有一些規定的期限，而且……唉！還有官僚主義那些繁文縟節啊！但我們是一個民主國家，即使目前處於艱難時刻，還是要對我們有信心……」我們有幸聽到這些空洞承諾的各種可能版本，但即使聽到耳朵長繭也從未成真。

他們倒是不吝向我們展示辦公室角落堆積如山的信件，這些成千上萬來自國際特赦組織等協會的信件，讓他們怒不可遏。

即便如此，我們還是設法見到了監獄的軍醫。在會面的三個小時裡，我們一直追究他們的責任，讓他們非常不開心。我們向他們逐一詳細介紹了所有患病囚犯的情況。這些軍醫與政客和官僚不同，無法使用花言巧語來敷衍了事。他們是醫師，我們也是醫師，我們談的是本行的專業問題。當壓力來自知情的同行，就很難逃避問題。儘管他們對我們相敬如賓，但並不是太欣賞這種情況，尤其我們還讓他們知道，在我們回國後會把監獄囚犯的健康問題視為他們的集體責任。在我們所有的會談中，這是最有趣的一次，但是日子一天天過去，仍然沒有實質進展。很明顯地，與我們作對的那種消極抵抗是沒完沒了的，除了花言巧語之外我們什麼也得不到，所以我們不得不無奈地返回法國，無法與任何我們所知道的囚犯見面。難道這一切都是白費工夫嗎？當我們登上返程飛機時，仍然心存一絲希望，期盼那些施暴者們會有所忌憚，因為他們現在知道，我們在大西洋的這頭會一直監視著他們。

二十五年後，我在北部心臟病醫學中心看診時遇到一位來自烏拉圭的病人；當年我們在烏拉圭時，他正好被關押在「自由」監獄。他由妻子陪同前來，兩人都是激烈對抗國家獨裁政權的反對派，最後逃到法國來避難。這位女士一眼就認出了我，我們張開雙臂相互擁抱。她迫不及待地告訴我，即使我們當年空手而歸，但我們的行動對囚犯們而言，就像久旱逢甘霖般地影響重大。我們聊到同樣被監禁在「自由」監獄裡的阿根廷鋼琴家米格爾．安傑利．埃斯特拉（Miguel Angel Estrella），他在獄中時，為了能讓被阿根廷劊子手摧殘的手指恢復功能，經常在一架無聲的鋼琴上練習彈奏。

一場大規模的國際聲援行動終於成功讓他獲釋。他後來被任命為阿根廷駐聯合國教科文組織大使，並始終鍥而不捨地捍衛所有受到壓迫的人。

還是回到我們關注的那一年吧，也就是我們從烏拉圭首都蒙德維的亞（Montevideo）回來的那一年。事實上，一九七八這一年才剛展開序幕。直到年底，對於那些有點即興創立無國界醫生組織的幾位醫師來說，這不只是非同凡響的行動之年，也充斥著令人不快的突發狀況，不僅苦不堪言，還面臨激烈的內部分化。我以前提過，在我們位於鵪鶉之丘（Butte-aux-Cailles）地區達維爾街的總部中，已經有一段時間不斷傳出竊竊私語，猶如一場低音嘟囔演奏會，大致指責我們過於冒進、不太像嚴謹的醫師。當時執掌協會主席一職的是克洛德・馬呂雷（Claude Malhuret），他是個年輕小夥子（我們已經在與更現代的世代打交道了……）在他出色地處理泰國境內柬埔寨難民營的衛生危機之後，就受到我們的熱烈歡迎。這位前左派分子很快就表現出集精明政治家、優秀組織者和厲害權謀家於一身的樣子，展開步步為營的顛覆工作：逐漸削弱我們的「道德」職權，趁我們在戰亂地區耗盡精力的同時，高舉官僚主義大旗並控制了無國界醫生組織的各地分部。

就我個人而言，我承認沒有預料到這場雪崩即將來襲：那時候，我被一堆事情壓得喘不過氣：北部心臟病醫學中心的日常工作、在黎巴嫩的任務（尤其是在緊鄰以色列邊境的提爾市建立診療所）、在蒙德維的亞進行的反酷刑任務、與理查・戈德斯坦在紐約成立無國界醫生組織的美國分部 Doctors Without Borders 等。我對這種宮廷鬥爭一點興趣都沒有。然而，當我得知我們這些「前輩」竟然沒有任何一人受邀參加無國界醫生組織為亞西爾・阿拉法特[12]（Yasser Arafat）的兄弟[13]舉辦的招待會時，我還是挺震驚的。他本人是醫師，也是巴勒斯坦紅新月會的主席，我們曾經和他在黎巴嫩共事，但我開始感覺處處受疑：我被形容為一個堅定不移的「庫希內派」（這倒是完全沒錯）。各種小團體出現了，各種小動作也在暗處進行著，各派系試著團結人馬，忠誠度不是更加穩固就是分崩離析。在最終決裂的時刻，我必須很遺憾地說，所有創始元老裡，就只有澤維爾・艾曼紐利選擇站在對立的一方。

無國界醫生組織在一九七九年六月於希爾頓酒店舉行大會，原本慷慨大方和勇於創新的氛圍在會場上蕩然無存，取而代之的是令人心碎的決裂。受自己盛名所累，無國界醫生組織的規模在幾個月內擴大了一倍，據稱成員高達兩千名。各省市的地方分部為了在年輕醫師與護理師這些新成員面前詆毀我們，不惜拋出各種說法，甚至重新挑起一種根深蒂固而淺薄的反巴黎主義，企圖煽動嫉妒之火，把矛頭指向貝爾納・庫希內。他的行動是相當引人注目沒

12 譯注：過去為巴勒斯坦解放運動領袖與巴勒斯坦領導人，一九九四年諾貝爾和平獎的獲得者之一。

13 譯注：法特希・阿拉法特（Fathi Arafat）。

錯。從更「政治」的角度來看，他們甚至直指我們是「洋基帝國主義的爪牙」，說我們試著顛覆印度支那半島上的馬克思主義政權，而這些政權是即將掀起的世界革命火炬。我們一共二十多位前輩，聯名簽署了一封致大會的書面聲明以作為回應；我們措辭友善，但更直言不諱：我們批評無國界醫生組織偏離初衷，責備它的偽專業主義，譴責他們決定將任務變為有償工作、讓活動家變成受薪雇員、使選擇性執行任務的情況加劇、反對任何見證的行動，最後我們也指責無國界醫生組織內部，持續暗中破壞「為越南出一艘船」的人道救援行動。

當我進入年度大會的會場時，氣氛相當沉重，尤其當我走上座位之間的通道時，兩旁射來不友善的目光。空氣好像更加凝重了。克洛德．馬呂雷走上講臺，以現任主席的身分發表年度總報告。他無疑是個出色的演說家，鉅細靡遺地敘述協會繁忙充實的活動，只是忘了提到我們在南海的行動。這不僅只是一個疏忽……然後輪到「庫希內派」發言，首先是皮耶爾．帕迪耶，然後是亞克．貝赫斯，再來是我。那個時候的我還不太習慣在公眾場合發言，我喉嚨發乾，盡我所能地唸著匆忙在桌角寫就的十幾頁稿子。我提醒大家無國界醫生組織創立時的初衷，在追求發展的同時不能背離這些理念，也指出非政府組織保持獨立的重要性，我們更有絕對的義務為歷史留下見證以免被遺忘，不讓比亞法拉的情況重演。我還順便提到了最近參與的「毛地黃」手術，試圖將人道主義醫學所遇到的倫理和技術問題相提並論。接著，我話鋒一轉，談到馬呂雷（Claude Malhuret）一些讓我如鯁在喉的措施：不僅無預警中止在黎巴嫩的任務，對於援助越南移民的行動，幾乎可說毫無支持，還單方面創辦了無國界醫生組織的官方報……當我結束發言時，我聽到在場大多數的人為我鼓掌。安德列．格魯克斯曼（André Glucksmann）拍了拍我的肩膀：「你做得很好……」無論如何，我說了我該說的話。接下來輪到貝爾納．庫希內上臺作結論。他劈頭就是一記重槌：「對我來說，無國界醫生組織已死，被慈善事務的官僚主義和救濟事業的技術官僚們當場扼殺……」我們覺得他好像準備從他七年前才剛創立的組織中掛冠求去。眾人火氣逐漸上升，謾罵聲此起彼落。這一奇觀並不精彩，以至於聯合國難民署和紅十字會的代表大為反感，決定離席。最後，我們必須進行表決。由於克洛德．馬呂雷前幾個月非常有耐心地在各省分部收集投票的委任狀，他的年度總體報告順利表決通過。庫希內再次上臺發言。他大喊：「謊言也是有限度的，這個組織的管理階層毫無榮譽感可言。我們賦予他們的權力，讓他們太愛面子！」然後我們就離開了會場。澤維爾．艾曼紐利當選為新主席。他和克洛德．馬呂雷剛剛指責我們親美，但是當時他們還不知道，幾年後他們也將成為右派政府的國務秘書，即使沒有人會認真責備他們。另外，同樣的事也發生在貝爾納·庫希內身上。

我走出大會時，雖然覺得很難過，但並不沮喪，那些同樣被排擠的朋友們也有同感：「無國界醫生組織已經死了。」庫希內說得沒錯！但另一個組織即將誕生，並改變我的生活：那就是世界醫生組織。

越南，光明之島

在協會內部如瘋婆子般勾心鬥角的同時，我生命的這個時刻出現了一個讓我特別在意的任務，那就是援助越南難民的「光明之島」行動，當時已在進行中，而成果也指日可望。

該行動始於一九七八年十一月二十日，當時貝爾納．庫希內成功地將傑出人物沙特、雷蒙．阿隆、尤．蒙頓（Yves Montand）、西蒙．仙諾（Simone Signoret）、安德列．格魯克斯曼匯聚一堂，裡面有些人後面會再提到。數週以來，不斷有越南的海上難民在中國南海溺斃，而國際輿論卻無動於衷，庫希內希望能動員公眾投入援助行動。另外，他也在他的著作《光明之島》（*L'île de Lumière*）中描述了當時的情況：「每一天，都有臨時拼建的船隻冒著暴風雨的危險航行。成千上萬的越南人逃離家鄉尋求一線生機，其中一半的人死於海難，而所有人都被海盜襲擊和勒索過。因此，讓我們在歐洲、美洲、亞洲和澳洲找到接納這些難民的東道國。但我們要再更進一步——親自去尋找這些難民。必須在中國南海上佈署一艘船，可以不斷搜索並拯救那些冒險逃離家鄉的越南人。當務之急是需要一艘船、一批船員、一筆錢、一個救生圈和一個避難所，其次則需要找到接納難民的國家。我們目前正致力整合這項緊急干預措施的要素。」不得不說，當時一些親眼目睹西貢淪陷的無國界醫生組織代表，對這項行動也相當熱血。

我們都知道，越南獨立同盟會（Việt Minh）於一九七五年在全國取得全面勝利後，許多南越居民認為可以與新政權相安無事，特別是西貢郊區堤岸（Cholon）的華裔社區。但是胡志明的鐵腕統治很快讓他們明白這是不切實際的幻想，於是許多人開始搭乘舢舨藉由海路偷渡出國，他們也很快地被稱為「越南船民」（Boat People）。他們經常被海盜勒索，婦女遭到強姦，很多人溺斃。在法國有一個委員積極對他們伸出援手。克洛德·馬呂雷在一開始的時候，同意以無國界醫生組織的名義負責該行動的醫療任務，但實際上從未履行承諾。總之，我們還是在一九七九年二月成功租下了名為「光明之島」的船，預計從新喀里多尼亞出發展開救援行動。

此時我們發現自己腹背受敵：對外是位於地球另一端活生生的海上救援戰場，對內則是涉及個人且更陰險的小規模內鬥。澤維爾·艾曼紐利在《醫學日報》（*Le Quotidien du Médecin*）上發表了一篇標題為〈為聖日爾曼德佩出一艘船〉（Un Bateau pour Saint-Germaindes-Prés）的文章，嘲笑我們的行動，也讓我們面臨的危險更迫在眉睫：我們迫切需要鞏固政府官員對我們僅存的信任，因為有這麼多「好朋友」在暗中落井下石。不過，貝爾納．庫希內驍勇善戰的能量再次創造奇蹟，他緊急棄車保帥，保留最重要的東西……一九七九年四月十一日，「光明之島」收容了第一批海上難民。在公眾輿論看來，這似乎仍是無國界醫生組織的行動，但事實上情況早已大不相同：克洛德．馬呂雷並沒有履行他最初的承諾。

時任法國總統瓦萊里．季斯卡．德斯坦（Valéry Giscard d'Estaing）告訴我們，政府將提供十萬個簽證給越南難民。十萬！這個數字在今天可能會引起政壇大地震……沙特和雷蒙．阿隆受到愛麗榭宮的接待，隨後在巴黎盧滕西亞酒店舉行了聯合記者會。在安德列．格魯克斯曼、布羅埃夫婦、馬里奧．貝塔蒂（Mario Bettati）和律師米克爾的陪同下，他們握手言和，一笑泯除三十多年前的恩怨。沙特解釋：「最重要的是，他們是人。處於生命危險的人。」這一刻在思想上具有不容小覷的意義：沙特同意阿隆的看法有理，而阿隆也不否認有點搞錯沙特的意思。只要稍微有點洞察力的人都能知道，曾主導法國戰後社會的意識形態框架已被棄之腦後，而那種框架的僵化程度今日仍然讓我們目瞪口呆。

在三個月的時間裡，我們籌募資金租了一艘船，完成了原本認為不可能的任務。多虧我們的朋友帕崔克・夏沛爾（Patrick Chapel），他是一位社會主義積極分子，也是船東，如此我們才得以租下「光明之島」這艘長九十公尺、一千五百噸級的貨輪；它隸屬新喀里多尼亞船公司，十年前在荷蘭建造，所以狀況相當良好。船長弗朗索瓦・埃爾貝蘭（François Herbelin）只有二十九歲。貨船最下層的甲板能輕易地改裝成醫療船，我們迅速安置了一百多個床位，並起錨直朝新加坡航行。船上的十七名常駐船員有法國人、卡納克人（Kanak）[14]和瓦利斯人（Wallisiens）[15]，他們小心翼翼地與這批不尋常的乘客們打交道。乘客中有外科醫師、放射科醫師或護理師，像是帕崔克・拉比特（Patrick Laburthe）、艾瑞克・希松（Eric Cheysson）、亞克・貝赫斯、佛拉登・拉多曼（Vladan Radoman）、尚－克洛德・森納夏爾（Jean-Claude Sénéchal）以及尚－埃利・馬爾金（Jean-Élie Malkin）。船長弗朗索瓦・埃爾貝蘭

14 譯注：新喀裡多尼亞的原住民。

15 譯注：瓦利斯群島和富圖那群島原住民。

在馬來西亞水域下錨停泊，距離馬來西亞比農島（Poulo Bidong）僅有幾鍊之遙[16]。成果立竿見影，最終約有兩萬名越南難民被安置在難民營中，我們的船立即成為他們的醫院……一艘快艇不斷往返，從岸邊把病人帶來船上，再把康復的人送回岸上。至於船上的生活，仍然保持著光榮的航海傳統：船長每晚都會在船艙內擺上餐桌接待所有來客，也因此他遇到了一位令他大為心動的年輕難民女孩。幾年後，他們結婚了，並育有五個孩子，其中一個叫卡洛琳，現在是土魯斯第二大學的東南亞地緣政治專家。

持續了九個月的「靜態」任務後，「為越南出一艘船」的委員會決定扛起一項更具雄心壯志的新挑戰——海上救援。這次的任務是向漂流在海上的舢舨伸出援手。正如我們所知，它們經常遭遇海難，乘客的屍體與財產都不知去向。「光明之島」在印尼海軍船艦的護航之下，在中國南海巡邏數週，日復一日地撈起一批又一批的倖存者，然後將他們送到新加坡對岸的巴淡島（Batam）。在那裡，他們開始進行大闖關遊戲，一系列繁瑣的行政程序等著他們過關斬將，如果一切順利，就可以獲得簽證。一些人盼著法國能接納他們，但大多數人希望前往美國。這點倒是相當順利。任務的最後一項行動有點出乎意料，是向柬埔寨金邊的人民提供援助，這個地方剛擺脫紅色高棉政權的統治。任務完成之後，「光明之島」重拾往日寧靜，往返於新喀里多尼亞和澳洲之間，從事商業航行。

我們這個理念倒是被重新採納，而行動也不會曇花一現。在整個一九八〇年代，至少有八艘船定期前往拯救船民。首先是讓・沙爾科號（Jean Charcot），於一九八五年拯救了五百二十名難民。隔年則是阿納穆爾角號（Cap Anamur），在中國南海救起了九百人。聯合國難民署（HCR）不太樂見難民營人數在五年間從七萬四千人增加到十八萬人。我們的忠誠老友多明尼克・蒙奇庫爾（Dominique Monchicourt）醫師，以及前總統瓦萊里・季斯卡・德斯坦的顧問澤維爾・古尤－博尚（Xavier Gouyou-Beauchamps），始終堅持不懈地推動這項任務。當然，難民現象規模龐大，我們的行動只是杯水車薪。如果可以我會這麼說：我們最終只挽救了幾百條生命，對於成千上萬溺水身亡的難民，我們卻無能為力。此外，我們雜亂無章的活動妨礙了越南政府——他們自詡為共產體制中最傲人的典範，因為他們才剛把美國

16　譯注：古計量單位，一鍊約等於兩百公尺。

這頭巨獸打得落花流水。他們當然也不會錯過任何向我們表達不滿的機會：在國際輿論眼中，我們難道不是鮮活地證明了共產體制的民主不堪一擊嗎？而他們周邊那些並非信奉馬克思主義的國家，如泰國和馬來西亞，並不急於前來支援我們。他們害怕不得不在自家領土上接納這些數以萬計停滯在比農島上的難民。

至於西方國家，他們很樂意遠遠觀望這場當時仍侷限於中國南海的悲劇，並希望它不要走向國際規模。回首前塵，對於當前地中海和英吉利海峽的難民悲歌與昔日悲劇如此相似，令我感到非常絕望。同樣偽善，同樣「不聲不響」地劃出海上安全防線，對於被塞在人們不屑一顧的難民營中的難民，也採取同樣秘而不宣的管理方式，更同樣採取恐嚇策略來打擊像水瓶座號（Aquarius）或海上觀察三號（Sea-Watch 3）等的行動。而今天的悲劇，與我們四十年前所譴責的悲劇規模完全不同，尤其我們歐洲人首當其衝。同樣的責任捲土重來，而這次也是我們的責任；我們必須睜大眼睛，不要對滅頂的男人、女人和孩童袖手旁觀。

而我想知道的是，有沒有誰能提出可以喚醒當代良知的論述和行動方式？

阿富汗山區：極度緊急的道德觀

前面談到無國界醫生組織以合法程序掀起的政變，並提過在貝爾納．庫希內的帶頭下，我們如何設法重新振作起來。儘管如此，這種情況仍然使我們心存芥蒂，並對於讓官僚政客踏入門檻的後果提高警惕。我們發誓不會再受騙了：大型組織結構到此為止！現在我們只根據每個新任務的需求，才量身打造一個特別委員會，這樣就夠了。米榭爾．邦諾是個例外，可能他受到的心靈創傷比我們小一點，他立即自行創辦了國際醫療援助組織（Aide Médicale Internationale）。他私心希望我們能加入他的行列，但另一個新的悲劇已經在阿富汗宣告上檔。阿富汗這片土地如此遼闊而複雜，我們不能對任何一組「自願且獨立」的人道主義者撒手不管。尤其是，如果他們沒有「夠份量」的巴黎組織提供支援，萬一被逮捕，在當地將無人能聲援他們。一旦出現麻煩，或有人被綁架並要求贖金，一個強大的組織就可以立即發出警報喚起國際輿論的關注。這是一個短期委員會永遠做不到的事。

因此，我們毫不猶豫地將反對常規組織的堅持拋諸腦後，並在一九八〇年五月聚集在心臟外科醫師艾倫．德洛什（Alain Deloche）那裡，也就是布魯薩（Broussais）醫院的莒伯斯特（Dubost）禮堂，成立了我前面提到過的新協會：世界醫生組織。當時一共有二十多名熱情高漲的參與者共襄盛舉，而且不用說也知道，我們特別鞏固了組織的章程，使其無懈可擊。這是一個絕佳的時機，因為貝爾納・庫希內才剛被一份週刊授予「年度醫生」的稱號，我們也就厚著臉皮地跟著沾光。

一九八〇年初，安德列・格魯克斯曼在我們最早的社刊中發表了一篇文章，裡面這樣寫著：「治療與告知……一位勇於挑戰常規的醫師猶如醫界異教徒，在看診現場實地運用聽診器、麥克風和筆……又一位醫師也這麼做，而後不同國家也群起仿效，就能讓危急狀況的道德倫理問題在大眾傳媒上瞬間引起強烈關注。」

接著，曾積極支持「為越南出一艘船」行動的米歇爾・傅柯，從日內瓦發表了一份支持信。這一舉動也讓傅柯與世界醫生組織從此結下互敬互重的不解之緣。就這樣，我們萬事俱備，準備前往突然在一九七九年十二月遭蘇聯入侵的阿富汗進行干預。這次入侵讓眾人目瞪口呆，因為這好像是另一個時代才會發生的事情；重讀吉卜林[17]的作品，無論是《基姆》（*Kim*）或《印度童話》（*Les Contes de l'Inde*），會發現對普什圖山區（Pachtounes）中的英俄競爭有相當驚心動魄的描述……關於促使垂垂老矣的蘇維埃政權做出如此瘋狂行為的事由，直到現在還是沒有人能參透。在接下來的幾天裡，時任法國共產黨總書記喬治・馬歇（Georges Marchais）出盡洋相，絞盡腦汁地為這次入侵拼湊藉口，聲稱是為了結束自一九七三年阿富汗王國解體以來仍然存在的「初夜權」（Droit de Cuissage）。每個人都能異想天開。蘇聯人認為，即使有幾小撮聖戰者（Moudjahid）在山區頑強抵抗，憑藉重型武器和強大火力，只需一口就能吞下這個「落後」的小國家。綜觀歷史，他們也不是第一個犯下這種錯誤的人。阿富汗始終能擊退所有入侵的企圖，這要歸功於其著名的山脈地形和居民的堅韌性格，美國人是最後一批為此付出代價的人。只有亞歷山大大帝（Alexandre le Grand）除外，他入侵阿富汗時藉機播下了希臘式佛教藝術的種子，讓日後的伊斯蘭藝術專家邁克・巴里（Mike Barry）情有獨鍾。

很快地，我和其他幾個人抵達白沙瓦（Peshawar）戰地。為了看起來像普通的阿富汗人，我們穿著傳統的寬鬆長褲和長襯衫，頭戴小煎餅帽（Pakol），這戴起來像是頭上頂著一塊乳酪。就像艾爾吉（Hergé）的漫畫作品《藍蓮花》（*Le Lotus Bleu*）中，偽裝成中國人的杜邦兄弟（Dupond & Dupont），我們也混跡於人群之中。如果被俄羅斯人逮到的話，我們看起來就像完美的外國間諜……我們穿過部落地區偷偷越過邊境，而且都是步行，在高海拔地區走個不停，花了好幾個星期才抵達阿富汗中西部的瓦爾達克省（Wardak）。這就是尚－埃利・馬爾金、艾瑞克・希松、帕崔克・拉比特和我一起組織的第一批援助居民的傳統任務。另一方面，國際醫療行動（AMI）的羅宏斯・羅莫尼爾（Laurence Laumonier）與米榭爾・邦諾，還有無國界醫生組織及眾多志願者一起推動了大量的援助計畫。

我在一九八一年再次返回阿富汗，但這次是與艾倫・佩拉穆格斯（Alain Pellamourgues）醫師一起沿著知名的開伯爾山（Khyber）山口前往白沙瓦。他和他的妻子丹妮兒曾是第一批參與「光明之島」任務的醫師，協助在比農島經營醫院。我們不斷建立聯繫，因為我們所計

---

17 譯注：約瑟夫・魯德亞德・吉卜林（Joseph Rudyard Kipling），生於印度孟買，英國作家及詩人。

劃的事情確實需要在當地擁有堅強後盾。結果也明擺在眼前：整個衝突期間，超過一百名醫師和護理師成功進入戰區。所有這些志願者都經過邁克·巴里的專業指導，快速學習有關阿富汗的實用知識。我在阿富汗這趟冒險中認識了許多出類拔萃且英勇無畏的人，而邁克·巴里無疑是最突出的幾位之一。他是美國學者，通曉多種語言，無論是法語還是阿富汗官方語言達利語（Dari），他都能運用自如。他認為達利語是波斯語系中最純正的語言，還說伊朗人在講波斯語時帶有比利時口音……他不僅在歷史和藝術方面的學養舉世無雙，人脈關係也相當豐富、源源不絕，很難有什麼複雜的情境能讓他感到不太自在。他現在是普林斯頓大學的教授，同時負責為多倫多博物館的阿迦汗（Aga Khan）東方古董收藏品進行評估和展示。他當時住在法國的維希（Vichy），因此我們派往阿富汗的候選志願者首先要前往阿列省（Allier），讓麥克·巴里賣力地傳授他們另一個阿富汗官方語言普什圖語的基礎。他通常會忍不住加碼贈送阿富汗的歷史和文化入門課程，還進行實際的術科操作，特別是練習騎馬。雖然有些人因為騎馬或對藝術史過敏而卻步，但大部分都能從中再度激發熱情。

這只是一個行動的開頭，而我們將花上十年的時間來發展、維持這項行動。這十年間，我們秘密進行了疫苗接種活動，培訓當地護士，在高山地區建立診所。從抵抗軍的這個營地到另一個營地，有時需要在高海拔地區徒步行走好幾個星期，而蘇聯人幾乎不間斷地狂轟濫炸。貝爾納・庫希內自己也在一九八七年親自體驗了為期一個月的長途跋涉，他回來時留著一把漂亮鬍子，在當地看起來完全就是個阿富汗人。整個過程中，幸虧有阿敏・瓦達克（Amin Wardak）少校從旁協助。沒有他，我們什麼也做不了。他原本是普什圖望族後裔，如今在法國享有政治庇護，當時在他的大本營瓦爾達克省，他不只是個軍閥，也是個叱吒風雲的政治領袖。他這種至高無上的權力讓我們的工作更輕鬆，因為在經過多天的騎行和筋疲力盡的步行之後，一旦抵達抵抗軍的營地，我們的團隊通常會被深受基本教義派影響的戰士們所接待。而這些勇敢無畏的男子對待女醫師或護理師的態度令人難以接受，甚至會拒絕接受她們的治療。在齋月期間，禁食讓身體疲憊不堪，甚至到危及生命的程度，這時緊張氣氛也登峰造極，隨便一點小摩擦都可能造成相當嚴重的後果。久而久之，這種情況讓人心力交瘁，我們的團隊也很難時時保持熱情。在氣氛不那麼敵對的白沙瓦，我們趁機為一些阿富汗實習生提供初級衛生課程，他們在兩次遊擊戰之間的空檔前來接受培訓。儘管遇到種種麻煩，我們還是成功建立兩個診所、組織一個巡迴醫療系統，並啟動了大規模的結核病防治計畫，因為該地區是結核病流行區。

從一九八一年這個時期開始，蘇聯人想出了一個餿主意，他們在地上撒了殺傷地雷，看起來像一地顏色鮮豔的玩具。我們已經數不清有多少孩子在撿拾這些地雷時失去了一隻手或手臂，或是因誤踩而失去一條腿。幸好國際助殘組織（Handicap International）反應迅速，展開一場效果顯著的抗議運動，最後終於通過一系列國際公約，禁止製造、銷售和使用這些「可愛」的致命裝置。

不過，阿富汗平民還必須面對另一個「無聲」問題，也是現代戰爭中常出現的典型問題：難民。他們的人數高達數百萬，其中大約六百萬人多年來擠在鄰近巴基斯坦的難民營，就在白沙瓦附近，還有近兩百萬人滯留在靠近伊朗邊境的赫拉特（Herat）地區。也因爲如此，有好幾個世代的阿富汗人，在能夠返回家園之前都要先經歷帳篷生活。為了稍微減輕一些他們的痛苦，我們看到多如繁星的非政府組織紛紛成立，可謂來到全盛時期，而且大多是法國組織，他們各自有一套行事作風：除了無國界醫生組織和世界醫生組織以外，還有國際醫療援助組織、反飢餓行動（ACF）、無國界獸醫和藥劑師組織、團結（Solidarité）、法國阿富汗友好組織（Afrane）、掠襲行會（La Guilde du Raid）以及國際助殘組織等。

在一九八一年，馬雷克．哈爾特（Marek Halter）和貝爾納－亨利．李維（Bernard-Henri Lévy）也前往阿富汗建立了一個自由電臺。我和貝爾納．庫希內是在比亞法拉戰爭期間認識馬雷克．哈爾特的，而自由電臺這個行動，也的確促使他在日後努力消除猶太人和穆斯林敵對的態度。

面對蘇聯的步步威脅，加上體力疲憊不堪還有宗教上劍拔弩張的局勢，我們團隊經受著嚴峻的考驗。對於國際醫療援助組織、無國界醫生和世界醫生組織那些或年輕或稍年長的成員來說，他們全心全意不計付出，只在乎奉獻和理想，他們沒有看到，或者也不願意看到宗教極端主義的崛起，而這是我們在瓦爾達克遊擊地區中已經見識過的。邁克．巴里對於阿富汗社會瞭若指掌，他本人也沉痛地意識到這一點，並奉勸大家要同時對抗蘇聯和伊斯蘭極端主義這兩個敵人，才能保護人民。許多年後，確切來說就是一九八九年二月十五日，當蘇聯戰敗並正式從阿富汗撤軍時，重大勝利讓我們狂喜過頭，幾乎忘記了第二個敵人。唉，不過也沒能忘記太久。

一九九二年四月三十日，喀布爾（Kaboul）當地爆發了一場突如其來的新戰爭。多個派系在此爭奪阿富汗首都的控制權，其中包括由普什圖軍閥古勒卜丁・希克馬蒂亞爾（Gulbuddin Hekmatyar）所領導的伊斯蘭促進會（Jamiat-e Islami），冷酷無情為其特色。由蘇聯占領者一手拼湊而成的阿富汗民主共和國被廢除，取而代之的是由北方聯盟（Alliance du Nord）指揮官馬蘇德（Massoud）所代表宣布成立的阿富汗伊斯蘭國（Etat Islamique d'Afghanistan）。貝爾納・庫希內當時是法國的衛生部長，他派我前往阿富汗。同行的還有法國厄爾－盧瓦省（Eure-et-Loir）的社會黨議員貝特朗・加烈（Bertrand Gallet），他是阿富汗專家，不僅多次前往，還徒步踏遍該國境內進行人道主義任務。這次乘坐四輪驅動越野車的旅程非常艱險：一出白沙瓦，就遇到路斷橋毀的狀況。我們經常被各種不同的聖戰士組織所把守的檢查站攔住，得經過沒完沒了的爭論後才允許通行。我們最後抵達飽受炸彈摧毀的喀布爾，受到阿卜杜拉（Abdulhak）少校的歡迎和照顧。他是我們的老朋友，幾年前的一次戰鬥中，我們幫他截去受傷的腳以保住一命，他一直很感謝我們……也多虧了他，我們才能成功穿越這座城市，在各種民兵樂此不疲地互相掃射之下，我們勉強抵達了法國大使館。使館的事務官蒂埃里・貝納達克（Thierry Bernadac）負責接待我們，用手頭現有的資源來保障我們的安全。他的表現非常出色，讓我們能夠稍微安心地開始進行來此的目的，也就是評估當地人民的衛生需求。五月三日，我們與馬蘇德進行正式會晤，他當時已接下這個新國家的國防部長一職。這次會晤在我的記憶中是一場十足的思想震撼：我已經聽說過他的名聲，但現在我面對的是一位擁有真正民主價值觀的領導人，這在這個地區不是太稀鬆平常的事情。他說話不拐彎抹角，開門見山地向我們描述了伊斯蘭極端主義勢力崛起的可怕景象，並直截了當地要求法國正式提供援助來與之對抗。

回到巴黎後，我向部內轉達了這個訊息：必須不惜一切代價支持馬蘇德。首先，我們需要在大使館派駐一名常駐人道主義專員，並讓喀布爾醫學院與里昂醫學院結為姐妹校，再安排貝爾納・庫希內和馬蘇德會面，而他們也確實會面了。一切似乎進展順利。

不幸的是，塔利班在巴基斯坦的軍事支持下，逐一收復了整個國家，他們的領袖穆拉·歐瑪（mollah Omar）在一九九六年建立了一個伊斯蘭國家。馬蘇德退守到潘希傑爾（Panchir）谷地的據點孤軍奮戰、力抗所有攻擊，沒有任何國際社會伸出援手。他被世界遺棄了。幾年來，隨著當地戰鬥局勢的高低起伏，人們始終有個錯覺：阿富汗仍有一絲機會能逃脫威脅著它的惡性循環。然而，二〇〇一年九月九日，在奧薩瑪·賓拉登（Osama bin Laden）的命令下，馬蘇德被兩名偽裝成比利時電視團隊的殺手暗殺了。兩天後，也就是二〇〇一年九月十一日，曼哈頓雙子星塔遭到襲擊，全世界從此進入國際恐怖主義的時代。

在一九九三年這段時間裡，我和邁克·巴里再次返回阿富汗。那時，他在一個負責協調人道援助的聯合國機構工作，所以這次我們可以搭飛機越過檢查站，不用被困在那裡——比起搭四輪驅動越野車在城市之間穿梭奔波，搭飛機還是方便多了。我們從白沙瓦飛到喀布爾，再到巴基斯坦的伊斯蘭瑪巴德（Islamabad），最後抵達靠近伊朗邊境的赫拉特。地面上雖然看起來平靜無事，但許多武裝團體仍然繼續在這個國家肆虐成災，經常威脅到我們的安全。難民數目依舊以百萬計，基礎設施尚待重建，而馬路也已名存實亡。在赫拉特，協助我們的是伊斯梅爾・汗（Ismail Khan），又稱「西方的埃米爾[18]」，他是一位如假包換的軍閥，但也曾是北方聯盟的成員。他很明白法國人道主義者對他的重建計畫有多重要：學校、醫院、醫療人員、食物等，都在計畫當中。我們馬不停蹄地進行工作會議，但邁克・巴里會利用休息的空檔讓我更加瞭解阿富汗的文化和歷史。除了達利語外，他還精通各種普什圖方言，以及土庫曼語和哈札拉語。他帶我逛過一座又一座裝飾華麗的清真寺，它們在長達三十年的戰爭中依舊屹立不倒。這時我才明白，他投入所有時間和才智來幫助這個國家重建，並且他也理解到，健康在沒有文化的情況下毫無意義，這兩者在我們的行動裡缺一不可，這樣才能讓阿富汗乃至整個世界，擺脫狂熱主義的風暴。

二〇〇一年九月十三日，他在《解放報》上發表了一篇高瞻遠矚的文章，標題是「災難的震央」（L'Épicentre du Désastre），完全展露他對這個國家的瞭解程度。在這篇文章中，他預告了阿富汗的後續發展：外國軍隊介入、巴基斯坦支持下的塔利班持續壯大、軍隊撤離，

18　編注：Émir，中東和北非等阿拉伯國家的貴族頭銜。

最後塔利班宣告勝利，並能夠繼續在全球進行謀殺行動。

他永遠不會放棄對阿富汗的關心。去年三月，他在擔任喀布爾美國大學的首席教授時，學生們拋出了這樣一個問題：「教授，我們將會變成什麼樣子？」

拉丁美洲的暴力與鎮壓行動

一九七〇年代末期，是無國界醫生和世界醫生組織歷史上的一個關鍵時期。當我們煞費苦心地在越南和阿富汗投注大量心力的時候，南美的情況並沒有改善，而且恰恰相反。一般而言，一九八〇年代初期的拉丁美洲是一個非常暴力的地方。極端左翼運動相當激進，而他們的對手是受美國中情局培訓與支持的軍隊和員警，當然對他們也毫不手軟。在中美洲的薩爾瓦多，全國衝突最緊張的時刻，是首都聖薩爾瓦多總主教歐斯卡・羅米洛（Oscar Romero）在彌撒中公然遇襲不幸死亡，兇手可能是羅伯托・多布松（Roberto d'Aubuisson）上校。輿論譁然，但梵蒂岡直到很久以後才將他封為聖人，因為歐斯卡・羅米洛平常的活動受到解放神學的強烈影響，所以梵蒂岡有些不滿。

與此同時，處決小隊（Escadrons de la Mort）在全國境內橫行霸道，謀殺任何看起來與記者或教師有幾分相似的人，甚至是神父……如果他是隸屬於進步派的話。暴力頻傳，因此許多農民離開了自己的土地，滯留在瓜地馬拉邊境，人數大約有十萬人。雅克・萊巴斯（Jacques Lebas）與人類免疫缺陷病毒（ＨＩＶ）的共同發現者威利・羅森鮑姆（Willy Rozenbaum），以及後來成為世界醫生組織主席的吉爾・布魯克（Gilles Brücker），一起成立了一個法國－薩爾瓦多醫學協會。我們認為與他們合作非常重要，但只有吉爾・布魯克和雅克・萊巴斯加入了世界醫生組織，並成為其中的關鍵人物。

雅克・萊巴斯對拉丁美洲抵抗運動的政治知識極為淵博，所以我們能夠探索不同國家的情況，像是尼加拉瓜、宏都拉斯、瓜地馬拉和薩爾瓦多的任務。

由於薩爾瓦多局勢成災，我們決定將全部的力量集中到那裡，幫助受政府和處決小隊迫害的人。雅克・萊巴斯、吉爾・布魯克、皮耶爾・帕迪耶、貝爾納・庫希內和神父萊克勒將走遍全國各地，援助二十萬流離失所的人。藉由綠十字國際組織（Cruz Verde）及其數百名青年志工的幫助，加上天主教會的支持，我們建立了貝塔尼亞難民營（Bethania）。

我們設法派遣一架裝滿食物、藥品、毛毯和帳篷的飛機，從法屬西印度群島出發，飛向薩爾瓦多。貝爾納・庫希內也乘坐「無國界航空」（Aviation sans Frontières）組織的飛機與我們會合。我們在當地接待他之後開始分發物資。這些都是相當基本的行動，但我們很高興能夠幫助被極右派鎮壓的左派。

民族解放的革命鬥爭正處於戰線逆轉的局面：就在這個時刻，雅克．萊巴斯將尼加拉瓜的印地安密斯基托族（Miskitos）這個燙手山芋交到我們手中。

桑迪諾民族解放陣線（Front Sandiniste de Libération Nationale）取得革命勝利後開始找密斯基托族人算帳，因為該族群在戰爭中被美國人拉下水成為補充部隊，也就是說他們當時屬於敵對陣營。他們的狀況很淒慘，包括平民、婦女和兒童在內無一倖免。我們之中有些人提議要幫助他們，但世界醫生組織強力反對……同為世界醫生組織成員，也曾參與比亞法拉行動的前法國抵抗運動成員皮埃爾．菲奧（Pierre Fyot），多虧他跟雅克．萊巴斯，我們才得以完成一項最低限度的任務，此舉證明我們有能力為任何一方提供援助。而且也再一次說明，我們深信受害者沒有好壞之分。不過，與我們在薩爾瓦多的干預行動截然相反，巴黎主流思想圈卻認為我們犯了不可饒恕之罪而對我們大肆抨擊，只因為我們拯救了被左翼政府迫害的「極右派」部族。

在巴西，也有其他居民正在受苦。亞馬遜雨林中遺世獨立的九千名印地安亞諾瑪米族（Yanomamis），是世界上最後一批已知的原始種族之一。這些印第安人身材矮小，眼睛呈杏仁狀，似乎起源於亞洲。他們的遷徙可追溯到五萬多年前，其祖先徒步穿越貝林海峽的那個時候。直到一九五〇年代末期，他們的存在還完全不為人所知。一九三九年，十二歲的雅德莉娜・瓦萊蘿（Adelina Valero）被綁架，世人才得以一探該種族的廬山真面目。雅德莉娜・瓦萊蘿在大約二十年的時間裡與他們朝夕相處。他們在一九六〇年的時候仍然使用斧頭，並打磨從河裡取來的石頭作為工具，依舊像活在遠古時代一樣透過打獵和捕魚維生，也採集粉芭蕉為食。他們不信神也沒有任何儀式，但相信星宿和森林的神祕力量。每個孩子都以一種動物的名字命名，而且終其一生都會將自己與這個動物相提並論。個體並不存在，他們只在乎群體。對於他們來說，「所有權」是一個完全陌生的概念。他們住在位於河邊或空地上的大型集體屋舍「馬洛卡」（Maloca）中，其能容納七十到一百五十人。一九八三年，來自「亞諾瑪米人國家公園創建委員會」（Comité de Création du Parc Yanomami; CCPY）的一群巴西人類學家首次聯繫了世界醫生組織，這個委員會由攝影師克勞蒂亞・安杜哈爾（Claudia Andujar）和法國人類學家布魯斯・阿爾貝（Bruce Albert）統籌，兩人持續不懈地在當地為亞諾瑪米族奮鬥。在二〇二〇年，克勞蒂亞參與了一場在卡地亞空間（Espace Cartier）舉辦的展覽，是她與該部落的工作回顧展，名為「亞諾瑪米的抗爭」。

亞諾瑪米人國家公園創建委員會希望在亞馬遜雨林中間建立一個公園，用來保護這個族群。他們當時最迫切的需求主要是衛生方面的問題，因為來到這群人土地上殖民並淘金的巴西農民或研究人員帶來了流感、麻疹或猩紅熱病毒，讓他們開始受到感染。我們乘坐單引擎飛機前往他們的領土中心。要進入該地區非常困難，帶我們前去的飛行員幾乎也不太瞭解這片森林。由於亞馬遜雨林中沒有其他地標，飛機只能沿著河流前進，然後在短短的紅土跑道上降落。當我們和人類學家一起到達目的地時，受到了眾多亞諾瑪米家族的熱烈歡迎。除了少數人有酗酒現象、肺結核或性傳播疾病，整個人口都相當健康。由於飲食非常均衡（就是前面提到的野味、魚和粉芭蕉），我沒看到任何人患有心血管疾病，也沒有營養不良，更沒有瘧疾。這在亞馬遜地區異常罕見。與世隔絕的好處莫過於此，沒有飛機的話，要花好幾個星期才能走到他們的營地。人類學家們協助我們組織了一個疫苗接種帶[19]。我們在當地留下了一個由巴西醫師卡洛斯・萬契爾（Carlos Wancheer）領導的團隊。那時巴西東北部正處於非常貧困的時期，我們因而遇到來自地方當局的壓力，他們歡迎大量貧困工人前來促進當地的經濟活動。

我們終於有時間可以組織一次有效的行動：協會開設兩間醫務室，並啟動了一項重大計畫，為兩千名印第安人接種防治流感和麻疹的疫苗，這些傳染病對該族群來說特別容易致命，只是亞諾瑪米人對醫療行為抱持懷疑態度……在巴西人類學家的協助下，我們終於成功說服他們，讓他們相信草藥和巫師對某些疾病其實無能為力。慢慢地，我們雙方建立起互信。然而一九八六年情況又急轉直下，當地政客為了進一步剝削印度安人的領土，對我們極盡抹黑毀謗之能事。我們的疫苗接種被媒體扭曲為「在印度人身上進行醫學實驗」，在這種壓力下，我們被迫離開這個國家。不過在離開之前，我們仍花了些時間培訓巴西醫師，以確保當地的衛生計畫日後仍能順利進行。儘管我們未雨綢繆，但團隊仍沒有在那裡待超過一年。一九八七年，整個雨林區頒布了一項絕對而全面的行醫禁令：所有醫師必須從該地區撤

19　譯注：在特定地區或邊界周圍實施的大規模疫苗接種計畫，旨在形成一道防護屏障，阻止疾病的傳播。

離。

我對現場所見所聞感到憤怒。在接受《巴黎競賽》（*Paris Match*）週刊採訪時，我不禁捫心自問：亞馬遜地區是否不該被聯合國宣布為世界文化遺產並加以保護？今日的局面已然產生變化。枉費我為了避免可預見的災禍，已經防患未然、事先詳細告知所有風險並提出所有必要建議了啊！

直到一九八九年，我才再度啟程前往巴西。六年不見，情況更是糟糕透頂。就在亞馬遜雨林的中心地帶，一大堆小型飛機擠滿非法淘金客，他們絡繹不絕地降落在一百多條紅土跑道上。這一幕令人難以置信，而我也得知，這是由地區首府博阿維斯塔（Boa Vista）一手主導的。與十九世紀美國西部的淘金熱如出一轍，數以萬計窮困潦倒的人為求溫飽而成群湧入雨林，飛機跑道周圍迅速冒出一些臨時設施和一堆小生意：臨時搭建的棚子、酒吧、妓院、日用品商店等。當然，這些新的影響完全打亂了亞諾瑪米人的生活。狩獵區被砍伐一空外，眾多抽水坑和鑽礦井中也不斷抽出混濁的水。淘金客使用水銀來將淘到的金子凝結成團，然後不假思索地將水銀排入河川，汙染了河魚和飲用水。印地安婦女在淘金者特別開設的妓院中擔任女招待或妓女，因而感染性病，然後再傳染給村裡的男人。亞諾瑪米人還開始接觸酒精，他們喝啤酒喝到爛醉，其中一些人更成為名副其實的流浪漢。

儘管如此，當時的巴西新政府仍然盡力保護這個族群，並下令建立一個保護區，面積相當於亞諾馬米人傳統狩獵和採集區的三〇%。由於所牽涉的地區過於遼闊，幾乎不可能在現場實地監測該舉措的實施情況，使得淘金客在地區行政當局的默默縱容下，繼續在各處安居樂業。自一九八〇年代開始，博阿維斯塔就全靠著這股淘金熱，見識到真正的經濟繁榮，營業額少說翻了十倍！跟西部拓荒時期一樣，雨林中新城鎮也如雨後春筍般不斷冒出。再者，原本就相當有害的淘金客活動還隱藏著一個更嚴重的風險：毒梟。這些人很快就發現淘金是掩護洗錢最理想的活動，因此他們大量投資並搭乘直升機抵達現場，逐漸形成了一個貨真價實的產業。人道主義者眼睜睜地看著亞諾馬米人一步步走向滅亡。漸漸地，羽毛服裝消失了，取而代之的是T恤和短褲。人們從一個村莊移動到另一個村莊時不再步行或划獨木舟，而是騎摩托車。到最後，他們的茅屋幾乎被毀壞殆盡，碩果僅存的那些不再以香蕉葉覆蓋，而是披上與淘金客交換來的塑膠布。我設法與亞諾瑪米人的首領喬歐・達維（Joao Davi）會談，他是村子裡唯一一個真的會說葡萄牙語的人，而且似乎也有能力思考「如何捍衛自己民族利益」這件事。他坦率地承認自己曾試著與淘金客合作，但無濟於事。面對亞諾瑪米人逐漸消失的現實，他認為迫切需要向國際社會求助。在我向他告別的時候，他低聲對我說：「你知道嗎，我們整個文化已經被他們摧毀。我們很快就會滅亡。」

直到今天，這些話仍迴盪在我腦海中。因為不論往哪裡看，到處都慘遭蹂躪。這個族群的人身心俱疲，幾乎所有人都感染了瘧疾。婦女尤其骨瘦如柴。她們的孩子看起來營養不良，像衣索比亞或比亞法拉孩童一樣肚子腫脹。開採地下資源還會發出震耳欲聾的巨大噪音，動物紛紛倉皇出逃，所以無法再進行狩獵。亞諾瑪米人為了避免餓死，只能落荒而逃，滯留在白人村莊的外圍。在那裡，他們成了被淘金客剝削的勞工，婦女則為了幾塊錢下海在妓院營生，然後感染梅毒或淋病。

世界醫生組織勢必得採取行動。一九九〇年，在沒有官方許可的情況下，我和一些同事再度回訪亞諾瑪米村莊。此時村莊已經完全被淘金客侵占，二〇％的印地安人口已經死亡，而剩下的人則陷於窮困潦倒的處境。對於這個沒有文字紀錄，也沒有歷史記憶的民族，我們試圖喚起人們的良知，保護其所剩無幾的一切。如果他們消失了，我們就對他們更一無所知了。在歐洲共同體的幫助下，我們獲得了一大筆預算以因應緊急行動，但還是白費工夫。巴西當局拒絕了這筆資金，也形同對亞諾瑪米人宣判死刑。缺乏國際社會的支持，巴西政府不痛不癢，是我們任務失敗的部分原因。

在二十一世紀初期的今天，亞馬遜地區的印第安人處境並沒有改善多少，現任波索納洛（Bolsonaro）政權只是讓情況更雪上加霜。我們在一九九〇年發出的警告，現在變得更加意義重大。過去的確有其他國家接受國際援助，以保護部分的人類遺產。那為什麼巴西要例外呢？當然，國際輿論不能禁止一個國家開採自己的礦產，但國家有義務考慮到原住民的情況；跨國公司也的確可以獲得開採亞馬遜地下資源的權利，但必須接受嚴格的把關與全面監督。如果國家最終沒有採取任何必要措施，我們就不得不考慮把這個地區直接交付聯合國託管。這是我們應當負起的保護責任。

在塔聶的非正式學院

我曾說過，自一九八一年起，世界醫生組織內部著手思考各國文化遺產的問題，首先是實地考察（尤其在阿富汗，這裡引發了很多道德良心上的難題），然後在巴黎以更完整的理論進行更深入的探討。阿富汗衝突並非我們所遭遇最嚴苛的火之試煉，但其規模和影響之大，也讓我們學會必須為自己的行動提供必要手段，並蓄勢待發做好萬全準備，而思想層面的心理準備尤其重要。從一九八二到一九八四年，我們定期舉行秘密會議，並稱其為塔聶學院（Académie Tarnier），刻意保持低調隱密以提升思考品質。在塔聶的這些會議，無疑是我人生中經歷過最令人心悅誠服的知識和道德體驗，但很不合常理的是，完全沒有任何書面紀錄、筆記、錄音和錄影。這是米歇爾．傅柯明文規定的條件，他與安德列．格魯克斯曼和貝爾納．庫希內三人是這些會議的主事者。在他心目中，只有在這個條件下才能暢所欲言，享受完全的言論自由。但不管怎樣，就像從來沒有人記錄蘇格拉底的言論一樣，豈止可惜而已……

當時我們還沒有真正將想法化為理論，但身為願意冒險行動的知識分子，不免遇上一個常見難題：行動派的麻煩之一，是行動經常跑在思考前面；當現實情況因我們的行動而產生變化，然後與我們最初的意圖互相抵觸時，在沒有充分思考的情形前提之下，我們有可能突然轉向、掉頭和誤入歧途。佛祖、基督和列寧都略諳此道。但是根據定義，緊急情況就是「先行後思」。我們經常被電視或廣播節目中某些冥頑不靈的名嘴毒舌挖苦，他們認為我們干預越南船民、阿富汗叛軍或尼加拉瓜印第安人，根本只是在多管閒事。對於這些當時還沒有被稱為「關鍵意見領袖」的人來說，我們很難跟他們分享我們的信念……對我們來說，無論是戰爭或天災的受害者，在右派與左派之分前，他們首先是需要被援救的人。隨著雷蒙・阿隆和沙特大和解之後，米歇爾・傅柯的深刻反思猶如醍醐灌頂，帶領我們奇蹟般地走出思想迷霧。一九八一年六月，他在日內瓦舉行的記者會上宣布成立國際反盜版委員會時，發表了一篇著名的演講，並闡述了這些想法：

在座的各位都只是普通人，除了正在發生的事對我們造成某種共同難題外，沒有其他資格可以發言，也沒有任何理由一起發言。我很清楚，我們必須面對事實：對於男男女女寧願離開自己的國家而不願留下來生活的原因，我們無能為力。這件事超出了我們的能力範圍。那有誰拜託我們嗎？沒有。而這正好是我們的權利所在。在我看來，我們應該銘記三項原則，我相信這些原則將能正確指引我們的所作所為，就像之前的光明之島、阿納穆爾角號，還有世界兒童權利組織（Terre des Hommes）或國際特赦組織一樣。

第一項原則是：無論肇事者是誰，也不管受害者是誰，我們都具有一種國際公民身分，擁有權利與義務，並承諾對任何濫用權力的行為採取行動。畢竟，我們都是被統治者，並因此而團結一致。從一九七九年出發前往南海救援船民的醫療船「光明之島」開始，一直到在國際層面上為所有政治犯進行辯護，皆是如此。

再來，由於政府聲稱關心社會福祉，因此他們僭越職權，將他們因決策或疏忽所造成的人禍視為一種可以衡量的損益表。國際公民有責任讓政府看到、聽到人們的不幸，政府並非能置身事外。人們的不幸絕不能默默地成為政治上可有可無的殘餘物，而應該是人民站起來向當權者嗆聲的絕對權利基礎。

最後，由人民負責表達憤怒和言論，而政府則負責思考和行動的這種任務分工，我們必須予以拒絕。賢明的政府喜歡那些被統治者發出的、自以為神聖的怒吼，前提是流於口頭的形式就好，這事不假。但我認為我們必須明白，往往是統治者在說話，他們只能，而且只想說話。經驗也證明，我們可以拒絕，也應該拒絕這種被賦予的角色，一種只能純粹而簡單地表達憤怒的戲劇性角色。個體也有權在國際政策和戰略領域上進行有效干預，國際特赦組織、世界兒童權利組織和世界醫生組織等協會，正是創造這種新權利的倡議者。而個體意志在採取行動的同時，應該將政府試圖壟斷真相的情況納入考量，從而讓這種壟斷逐漸被削弱。

不得不承認，我對米歇爾．傅柯以及其思想和行動佩服得五體投地，因為他可能是最後一位即使犯錯也能被原諒的偉大法國思想家。他的思想當然有些冒險。我們現在已經無法想像當時法國知識界和政治界所面臨的沉重壓力，而傅柯總是位於最前哨振聾發聵，更不惜撼動舊體制。這就是證據：在一九七一年，他完全認可並支持監獄資訊小組（Groupe d'Information sur les Prisons），對於毛派色彩極濃的真相與正義委員會也沒有太吹毛求疵。這一年，他和沙特一起加入反對種族主義的傑拉利委員會（Comité Djellali），也正是在這一年，他參與成立了《解放報》新聞社。當時正值古拉格勞改營（Dénonciation du Goulag）真相被揭發的時期，只要一有機會，他也盡可能地幫助東歐國家的異議人士。一九七五年，西班牙佛朗哥政權以絞刑最後一次處決囚犯時，他是抗議最兇的人士之一。他的敵人也喜孜孜地指出他在一九七八年栽了個大跟頭，因為他竟然表示崇拜伊朗何梅尼的革命（但其實這是反革命）。我們當然可以辯稱他並不是唯一的一個，但嚴格來講，以他的身分地位，有這樣的行為是蠻匪夷所思的。無論如何，我們在南海拯救船民時，他都與我們站在一起。兩年後，密特朗左派政府上臺，與傅柯展開一種密切的夥伴關係，但很快地，由於自由思想而引發的火藥味和衝突，使得當政者與這位哲學家漸行漸遠。

他當時自我設定的主要目標，是創造有利條件以修訂新版的《人權和公民權利宣言》（*Déclaration des Droits de l'Homme et du Citoyen*），他認為該宣言自一七八九年起草以來，有必要好好梳理整頓一番。

為了實現這個目標，我們需要定期開會，而且還需要一個合適的開會地點。多虧慷慨大方的尚－保羅・埃桑德（Jean-Paul Escande）教授，他在貝爾納・庫希內和安德列・格魯克斯曼恰到好處的死纏爛打之下，一開始就讓我們使用塔聶醫院富麗堂皇的階梯講堂，就在阿薩斯街的起頭路段。這個場地令人嘆為觀止：十九世紀的階梯講堂，呈半月型，以深色橡木建成，當初是為了展示病人而設計，還好現在這種儀式已經不存在了。我們每兩個月至少聚會一次，總共大約有五十名參與者，包括尤・蒙頓和西蒙・仙諾、豪爾赫・森普倫（Jorge Semprún）、皮埃爾・布朗薛（Pierre Blanchet）、馬里奧・貝塔蒂和弗朗索瓦・埃瓦爾德（François Ewald），都會前來聆聽受邀傑出嘉賓分享的親身經歷。我們有時因為其他行程而不得不提前離開會議時，都要盡可能輕手躡腳偷偷地溜走；我們直到現在都還記得，若不小心讓「年事已高」的老地板吱嘎作響，一定會覺得丟臉到不行……傅柯從一開始就制定了相當獨特的規則：不能人身攻擊、不能相互羞辱，還有前面提到的不能錄音。

我們的第一位嘉賓是浮瓦・薩拉梅（Fouad Salamé）醫師，他是貝魯特主宮醫院（Hôtel-Dieu de Beyrouth）的教授。他前來與我們談論他的國家所面臨的巴爾幹化風險，以及他如何試圖創建弱勢群體委員會（Comité des Déshérités）來力挽狂瀾，這也是黎巴嫩當地的基督徒、遜尼派和什葉派不分宗教信仰，首次共同釋出善意的一次嘗試。另一個精彩時刻是關於阿富汗的系列講座，尤其是阿敏．瓦達克的演講。這一系列講座的與談人正是邁克．巴里，還有在一九八八年不幸被暗殺的阿富汗詩人巴霍丁．馬魯（Bahodine Majrouh）。邁克．巴里確實趁此機會，頭一次清楚明白地提醒眾人，伊斯蘭法西斯主義正方興未艾，而當時我們還不太敢使用這個名詞。它主要是利用人民對伊斯蘭宗教的信仰，來掩飾原教旨主義和極權主義的意識形態。伊斯蘭法西斯主義的威脅在一九八二年就已經被揭發，比九一一恐怖攻擊事件早很多。

另外我們也邀請過庫德族最民主、最善良和最高貴的加思穆羅（Ghassemlou）博士。不幸的是，幾年後，也就是一九八九年，他在維也納被伊朗穆拉（Mollah）政權暗殺。他已然提醒過我們注意伊朗庫爾族的危險處境；在德黑蘭，他的行動肯定不會被原諒。

還有雅克．萊巴斯醫師，他才剛接管恩賈梅納醫院（N’Djamena）滿六個月，也來向我們描述查德共和國奧祖（Aozou）地帶的緊張局勢，格達費的利比亞軍隊正虎視眈眈地想吞併這個地區。他接著在《世界報》上發表了一篇極具說服力的專欄文章，並特別與尤・蒙頓、貝爾納・庫希內等人共同署名，呼籲法國以軍事行動干預這場衝突。幾個月後，法國進行了代號為「Manta」的軍事行動，成功擊退格達費的軍隊。

我們的講座一個接著一個。一次是作家暨外交官康拉德・德特雷茲（Conrad Detrez）來跟我們討論尼加拉瓜的米斯基托（Misquito）印第安人的悲劇或薩爾瓦多的政治局勢。另一次，則是專門討論波蘭團結工聯（Solidarnosc）崛起的會議。有時我們還會擴大議題，而且讓理念大相逕庭的人同臺也不會臉紅，比方說討論法國社會的狀況時，不但邀請共產主義學生聯盟（Union des Etudiants Communistes）的前領導人亨利・瓦克蘭（Henri Vacquin），也找來資本主義保險業者克勞德・貝貝亞（Claude Bébéar）。

不得不說，法國當時新上任的社會黨總統看我們並不是太順眼。在他們爭取執政的漫長道路上，不乏與知識分子劍拔弩張的關係，甚至有一些知名思想家呼籲在總統選舉中投票給科魯屈（Coluche）[20]。一九八一年四月十一日，在第一輪投票的前幾天，新聞週刊《快報》（*L'Express*）下了個冷冷的標題「知識分子和政治：一場糊塗」（Intellectuels et Politique: le Grand Désarroi）。密特朗派的人自詡為現實主義者，非我族類也不願與我們為伍。於是，摩擦不可避免地上演，粗魯行為亦然：一九八三年三月，時任政府發言人的馬克斯．加洛（Max Gallo，願他安息）在《世界報》發表了一篇措辭強烈的專欄文章，指責所謂的「左派哲學家」不支持社會主義政權。自從戴高樂政權以「親愛的教授」公開揶揄，知識分子與政府的關係似乎還在原地踏步……米歇爾．傅柯覺得自己成了箭靶，他簡明扼要地回覆說：「當我在一九八一年十二月想發表意見時，有人要我保持沉默；當我閉嘴的時候，他們又覺得我的沉默很奇怪。這只證明了一件事：只有在我同意他們的觀點時，他們才給予我發言的權利」。與當政者的幾次交手過招讓我們熱血沸騰，並促使我們接納「干預的義務」這一概念。傅柯是頭一位提出並運用此概念的人，他甚至從中看到「國際公民權」乍現的希望。

此外，他還夢想能創造一種新的權利，以被統治者之間的團結為基礎，毫不懈怠地揭穿統治者的濫權行為。他身邊的「親衛隊」，如弗朗索瓦．埃瓦爾德、丹尼爾．德菲（Daniel Defert）、安德列．格魯克斯曼和吉恩－克勞德．米爾納（Jean-Claude Milner），甚至計畫就該問題編寫一份白皮書。不過，由於內容過於批判新政府，該計畫仍尚未見到曙光。與法蘭索瓦．密特朗關係密切的律師喬治．基曼（Georges Kiejman）也確實從未對此提供任何支援。

一九八四年六月二十五日，米歇爾．傅柯因愛滋病去世，塔矗講座頓失心靈倚柱，幾乎立即停止舉辦。我想在此以拙文重現它的歷史，因為這些交流正是「干預的義務」概念的濫觴。事實上，塔矗講座的腦力激盪奠基於兩大支柱：米歇爾．傅柯擅於傾聽的能力和馬里奧．貝塔蒂的優秀執行力。雖然馬里奧．貝塔蒂沒有米歇爾．傅柯那樣出名，但他在延續傅柯思想上，擁有不可或缺的地位。他本身是世界知名的國際法學家，對聯合國的內幕運作瞭若指掌，並視法律為「推動正義事業」的工具。早在比亞法拉戰爭中，他就注意到所有其他衝突中都會出現的問題：難以直接與受害者聯繫，還有各項封鎖的影響。雖然保護人民的法規已經存在，但這律法卻還是經常被刻意規避或無情踐踏。無國界醫生組織在尼加拉瓜以及

20 編注：本名 Michel Gérard Joseph Colucci，義大利裔法國喜劇演員。一九八〇年投入法國總統選舉，而後因各方威脅，於隔年宣布退選。

黎巴嫩前巴勒斯坦難民營泰爾澤塔爾（Tell el-Zaatar）事件的任務，還有援助越南船民的工作，終究使他相信這些法規完全失靈，即使是源自《日內瓦公約》的規則也一樣。人道主義法律需要全面修改，並使其堅不可摧，以便能夠有效地應用，所以只能以聯合國為後盾來實現這個想法。他接下這個規模龐大而無聲的任務，起草能讓聯合國大會接受的提案。這條道路既漫長又崎嶇。舉個例子來說，我記得菲力浦・奧古亞德（Philippe Augoyard）醫師隨國際醫療援助組織前往阿富汗時被蘇聯人俘虜，他們為他安排了一場精心策劃的間諜罪審判。那時我打電話給密特朗政府的外交部長克洛德・謝松（Claude Cheysson）：「部長，我是世界醫生組織的帕提克・埃伯哈……您讓我……！我明白，部長，但不管怎樣，為了奧古亞德，您能不能……？」然後事情有了進展：一個委員會隨之成立並進行外交壓力，三個月後奧古亞德被釋放了。從這時期起，大家開始要求人道工作者應得到官方認可，而此舉也受到聯合國支持。

因此，在一九八七年法國第一次左右共治期間，貝爾納・庫希內和馬里奧・貝塔蒂舉辦了一場關於受害者權益的國際會議，名為「干預的義務，我們能放任他們走向死亡嗎？」，有六十位知名人士齊聚一堂，由法國總統法蘭索瓦．密特朗主持開幕，而賈克．席哈克（Jacques Chirac）包辦閉幕演說，當然他們都認同這次會議並寄予祝福。賈克．席哈克還將會議的最終文本提交給聯合國。

新轉任人道主義行動國務秘書的貝爾納．庫希內也出手推了一把，然後馬里奧．貝塔蒂於一九八八年在紐約聯合國大會排除了一些障礙，最後聯合國以該文本為基礎，通過了第43/131號決議：向自然災害和類似緊急情況的受害者提供人道主義援助。聯合國現在有一個專門負責執行保護責任的部門，但也出現了始料未及的進展：聯合國明確規定，如果談判無法解決問題，聯合國有義務使用武力，也就是派遣藍盔部隊進入衝突地區。許多非常貧困的小國家負擔不起一支訓練有素的專業軍隊。但是，如果他們向聯合國提供一支部隊來組成藍盔部隊，就不僅可以履行國際團結的義務，還能讓他們的士兵接受免費培訓。這個制度進展順利，雖然有時效果很糟，但經常都算是好結果。

無論如何，「干預的義務」概念從一開始的備受爭議，到現在能成功地讓最高國際機構正式拍板定案、立下保護責任的原則，絕非易事。另外，要我強調幾次都可以，是因為米歇爾·傅柯在塔聶講座上循循善誘，還有馬里奧·貝塔蒂發揮耐心付諸行動，再加上貝爾納·庫希內在政治上的操作以及安德列·格魯克斯曼以哲學觀點提供的強大支援，這件事情才能大功告成。塔聶講座，有點像一種思維，完全是形而上的，但卻形塑了我們的具體行動。

人道主義者和法律專家形成緊密同盟可能會令人改感到驚訝，因為他們實踐行動的方式大不相同，行動地點從戰場到法庭也相去甚遠。事實上，他們之間的關係從一開始就相當有條理。這一切要從英國和美國說起，他們第一批反對童工和奴隸制度的人就是法學家。尤其在美國，正是以這種法律結合醫學的模式制定了公民權利，才結束了南方各州實質性的種族隔離現象。另外也不能忘記，紐倫堡法庭的判決書由傑出法學家草擬，其中大部分是盎格魯撒克遜人，他們曾經協助編纂醫療法。從一九八〇年代開始，主要的非政府組織實際上已經成為輿論聯合會，他們始終基於法律基礎，對政府、軍隊和國家提出質詢。但是有件事情仍然令人費解，亦即無論是無國界醫生還是世界醫生組織，都沒有太關注當代最嚴重的人權醜聞之一——美國關塔那摩灣（Guantanamo）拘押中心虐囚事件，雖然還是有許多成員以個人身分進行抗議。這次是國際紅十字會承擔了所有的任務，而且是由法律團隊而非醫師團隊負責，只是很不幸地沒有成功。

就我而言，在米歇爾·傅柯的理念逐漸建構成形的這些年當中，我感到有必要收兵，或至少要休兵一下。我想回法國。當然，我趁勢跟上這股國際潮流，並以教授身分之便，在位於聖丹尼的巴黎第八大學設立了「健康、急救和發展大學學位」。我每年都會在貝魯特開設這套課程，授課對象是在AMEL非政府組織裡來來去去的學生。AMEL由我在黎巴嫩的朋友卡梅爾·莫漢納一手創立，他也是我黎巴嫩在各式處境下遇到的朋友。不過，不管我們怎麼努力，甚至盡全力滅火，危機仍然不斷在全球各地燎原——黎巴嫩、中美洲、索馬利亞……一波剛平，一波又起。我們並非感到無能為力，而是真的精疲力盡，需要休養生息。

種族隔離，曲終人散前的最終樂章

在那個舉目悲劇的年代，仍然有些美好的情節，讓人忍不住懷疑是南柯一夢，我有幸經歷了其中之一：南非種族隔離政策徹底分崩離析。

在艾倫．德洛什的堅持下，我在一九八五年時曾去過南非，當時在法國趨向進步主義的輿論當中，正掀起一場激烈的辯論：鑒於惡劣的種族隔離制度，我們是否應該抵制包括醫療在內的交流？我比較反對抵制，但在當時的政治氛圍下，要捍衛這個立場並不是太容易。總之，在一個天氣晴朗的早晨，我帶著一張普通的旅遊簽證就出發了，就像只是去看大象和獅子一樣。同行的還有貝特朗．樂柏（Bertrand Lebeau）醫師，我們兩個就這樣大搖大擺地直搗非白人貧民區。我們與反對種族隔離的重要人物也保持著聯繫，當然包括大主教戴斯蒙．涂圖（Desmond Tutu）、基督教教會理事會主席拜爾斯．諾德（Beyers Naudé），還有一位天主教神父姆卡楚瓦（Mkhatshwa），他是主教團的會議秘書。在我們的一次任務中，姆卡楚瓦神父被南非員警逮捕並受到刑求。他就這個事件寫了一篇宣誓書，詳細記錄這些虐待行為。在某個機緣之下，我拿給樞機主教拉斯泰格（Lustiger）看，他卻毫不客氣地問我是否相信這些說法。他不會為姆卡楚瓦神父採取任何行動，因為姆卡楚瓦神父被認為偏向解放神學，而梵蒂岡正苦於難以擺脫解放神學的影響，尤其是在南美洲。

儘管困難重重，我們還是設法在不同的貧民窟建立了幾個醫療所。法國政府表面上並沒有正式認可我們的行動，但私底下，時任法國總理洛朗．法比尤斯（Laurent Fabius）仍以一個協會的名義向我們提供協助。而在南非當地的法國大使館代辦克洛德．布朗旭梅松（Claude Blanchemaison）和文化參事艾倫．博克爾（Alain Bockel），已經不僅僅是共事的夥伴，也成為我們的朋友。

任務慢慢步入正軌，我也利用這個機會好好瞭解南非的人民健康狀況，畢竟它的現代化遙遙領先其他非洲國家，而當地外科醫師克里斯蒂安．尼斯林．巴納德（Christiaan Neethling Barnard）更是全球進行首例人體心臟移植手術的人（他原本可以利用自己的名氣譴責種族隔離政策，卻選擇避免採取行動）。金山醫院（Witwatersrand）是約翰尼斯堡最大的醫院，我在這家先進的機構裡受到本領高強又平易近人的醫師接待。我們的討論很熱烈，也很真誠，但當我向窗外瞥了一眼，看到滿目瘡痍的亞歷山卓貧民窟，就像一堵龐然巨物般堆在我們腳下，我還是驚異不已。「哎呀，那就是貧民窟，畢竟這裡是南非嘛……」他們這樣回答我。不管怎樣，這家醫院確實為每個人提供治療。但我身為一名稱職的心臟病專家，難免情不自禁地對這裡最常見的手術類型感興趣。事實上，他們經常進行二尖瓣閉鎖不全的手術……

「無論是黑人還是白人都有嗎？」

「完全沒錯。」

「黑人患者的平均年齡是多少？」

「二十五歲。」

「那白人患者呢？」

「五十五歲。」

言下之意，黑人患有急性風濕熱，而白人則是退化性疾病，這是窮人與富人疾病的差別。不過實際上，治療倒是一視同仁……我當時並沒有想到，在二十年後的今天，當我站在我管理的聖丹尼北部心臟病醫學中心的窗邊，看著距離法國國家體育場僅幾步之遙的羅姆人

（Roms）營地時，心中會同樣感到荒謬絕倫。這個營地位於高速公路交流道的交通樞紐間，沒有水、沒有電力、沒有衛生設施，孩子們從容地穿越車流，冒著被汽車輾過的危險，在巴黎找東西餬口……

我們在南非的干預行動有兩次令人難忘的時刻。首先是來自馬丁尼克（Martinique）的兒科醫師瑟吉・夏隆（Serge Chalon）大駕光臨……一位黑皮膚的醫師來到非白人貧民區！人們為此欣喜若狂。而他的工作也相當出色，足為表率。其次是比較戲劇性的事件，當時我和雅克・萊巴斯正在當地訪視我們的團隊，並獲悉兩名法國醫師被員警痛毆一頓。這兩名醫師在一個天主教開辦的診所裡，偷偷地為無國界醫生組織工作，就在離首都普利托利亞（Pretoria）不遠的地方。當時街上的吵鬧聲引起他們的注意，才走出去查看狀況，原來是有些孩子在幾天前的示威活動中被殺害，他們的家屬走上街頭發起抗議。當員警開始對這些平民施暴時，兩名醫生插手介入，並試圖治療第一批被打傷的人。接著他們自己也遭到「南非風格」的海扁，被鞭子狠狠抽打。

雖然他們完全沒有合法身分，克洛德・布朗旭梅松還是設法把他們送到大使館，我答應會把他們偷偷帶回法國，而且完全不會聲張……不過，就在隔天，普利托利亞的主教改變了我的想法，他讓我在他的主教座堂裡舉行記者會，大約有兩百名外國記者參加。記者會的效果頗具殺傷力：兩位白人醫師，其中一位是女性，秀出他們被黑人員警鞭打的傷痕……非洲民族議會（African National Congress, ANC）律師彼得・哈瑞斯（Peter Harris）為貝內狄克特・莎律（Bénédicte Chanut）和文森・福雪（Vincent Fauchère）這兩位被害人辯護，南非法院最後判定他們勝訴。我藉此機會與澳洲記者菲力浦・布魯克斯（Philip Brooks）和吉勒斯・德邁斯特（Gilles de Maistre）合作，拍攝了一部名為《種族隔離的健康》（*La Santé de l'Apartheid*）的電影。影片中我們特別指出，南非白人兒童的主要死因是掉進游泳池，黑人兒童則是營養不良……在接下來的幾年裡，我們在布莉姬・梅特（Brigitte Maitre）和亞希安・邦松（Ariane Bonzon）的指導下繼續進行這些秘密公共衛生計畫。一九九〇年時，由古巴醫師接手。

同樣也是在一九九〇年，情況驟變。我陪同已成為人道行動部長的貝爾納・庫希內在南非進行正式訪問。我曾經發誓永遠不與南非官員握手，但貝爾納總是知道如何以理服人。我們馬不停蹄地進行禮節性拜會和醫療訪問，直到他告訴我：「我們今天早上要跟彼得．波塔（Pieck Botha）見面」。彼得．波塔是當時最為全世界孤立國家的外交部長。我們的會面地點在普利托利亞非常氣派的政府大樓，而他本人看起來比他的辦公室更有派頭。

「先生們，請坐！」然後他毫不客套，直接以沙啞刺耳的聲音拋出一個訊息，無疑是希望貝爾納．庫希內能把他的話轉達給巴黎最高當局：「我必須解釋一下情況。我們，我是說我們南非，在摧毀種族隔離制度的道路上，已經往前走了一半以上，就像在一架已經起飛的飛機上，不能走回頭路。我們已經決定：在六個月內結束種族隔離制度，納爾遜．曼德拉會被釋放，然後將舉行新的多種族選舉……」

當我們回到巴黎，並且不無驕傲地宣布種族隔離政策即將結束、曼德拉即將被釋放以及自由選舉即將舉行時，每個人都當面嘲笑我們。

我很高興能在一九九四年以歐盟觀察員的身分參與選舉活動。我身著藍色背心，在我們曾經介入的貧民窟中核實選舉的進行情況。選舉的組織工作由我們的朋友彼得・哈瑞斯律師負責，雖然過程中遭遇極其嚴重的阻礙和破壞企圖，他還是成功完成任務。他後來寫了一本精采著作《誕生》(*Birth*)，詳細描述了關於他的祖國所經歷的這段歷史。

法國任務，與愛滋病毒危機

在一九八〇年代末和一九九〇年代初，我越來越常參與無國界醫生組織的工作，而且機會還真的不缺，尤其我同時還在聖丹尼擔任心臟科醫生。正如大家前面所看到的，我參加的都是別人不想去的任務：前往巴西為印第安亞諾瑪米族人提供醫療援助、協助解決黎巴嫩衝突問題，以及在南非進行秘密醫療行動等。

一九八七年，我的努力受到世界醫生組織朋友們的讚賞，並任命我為該組織的主席，讓我受寵若驚——我成為貝爾納・庫希內、皮耶爾・帕迪耶和艾倫・德洛什的接班人。過去在無國界醫生組織的痛苦經歷讓我們痛定思痛，決定主席任期最多為兩年，並設立一個由前任主席組成的委員會，以避免任何不愉快的意外發生。被選為主席讓我感到沾沾自喜，也迫不及待想大顯身手。但是我很快就意識到這個職務任重而道遠。首先，必須承認，貝爾納・庫希內擔任人道主義行動國務秘書的時候，將不少世界醫生組織的核心成員帶到自己的辦公室團隊中。我必須盡力應對如雪崩般大量湧至的新任務，因為我接手擔任主席的時候，世界醫生組織已經在媒體上享有不小的知名度。當時正逢是雅克・貝漢（Jacques Perrin）主演的電視連續劇《人類的醫生》（*Médecins des Hommes*）播出，由阿藍・柯諾（Alain Corneau）、伊夫・

布瓦賽（Yves Boisset）和洛朗・埃內曼（Laurent Heynemann）執導。另外還有一些人很堅持要在劇中軋一角，如芬妮・亞當（Fanny Ardant）、布魯諾・克雷默（Bruno Cremer）、珍・柏金（Jane Birkin）、米歇爾・布朗（Michel Blanc）、艾芙琳・布瓦（Evelyne Bouix）和理察・波林傑（Richard Bohringer）。

世界醫生組織有幸迎來了一批傑出的新成員。首先是密特朗總統的國策顧問、未來的龔古爾文學獎得主以及法蘭西學員的院士艾力克・歐森納（Erik Orsenna），他負責幫我們撰寫和發布關於世界醫生組織的新聞，並全力以赴面對各種挑戰。我們經常在董事會上討論世界醫生組織的行動與未來發展。其實我們組織算是小有名氣，但財務狀況堪憂，組織管理也可說有些波折。我們的財務主管莫妮克・多娜貝迪安（Monique Donabedian）一肩扛起財務重責，而優秀的募款人安湍・瓦卡侯（Antoine Vaccaro）負責資金流向，我們行動所需要的資金才開始穩定到賬。至於所謂公關的部分，很快就因為一場美麗的意外而開始循序漸進地上了軌道。

在我擔任主席的第一年，好友貝爾納・庫希內仍然與我密切合作。在一個晴朗的早晨，他建議我聘一位新聞秘書來推廣我們協會的行動：「欸，為什麼不考慮密特朗總統的那位？」他向我透露了一個名字，真是無巧不成書……太不可思議了，我碰巧認識那個人——我的青梅竹馬瑪麗・希爾斯（Mary Sills）。她的父親是一名美國共產主義的活躍分子，而她本人在很年輕的時候就擔任社會黨秘書，後來負責為愛麗榭宮處理對美公共關係事務。我聯繫了她，但心裡沒有抱著太大的期望。出乎意料之外是，她答應了。她坦言渴望從事人道主義工作，並辭去總統辦公室的工作。我們當然二話不說馬上聘請了她，能有這麼寶貴的生力軍助陣真是太令人喜出望外了。

我之前提過，參與世界醫生組織的任務已經讓我分身乏術，但是擔任管理職之後才發現，這工作量相比之前有過之而無不及。總是有做不完的活兒。

這段期間，我們注意到無家可歸者、愛滋病患者和吸毒者的人數越來越多。而且我們也沒有忘記，最貧困的人們曾被醫院拒之門外，沒有接受就醫的權利。艾倫・德洛什教授的母親有一天很坦白地向他說，她不明白為什麼那些法國醫師要忙著周遊列國四處奔走，明明他們眼前就有貧困之人。她的這番話很可能就是激發我們採取行動的重要關鍵。我們的媒體宣傳活動沒有白費工夫。在短短幾個月的時間裡，我們成功地動員公眾輿論支援我們的法國任務，這在歐洲還是破天荒頭一遭。在此之前，人道主義行動就是出國的代名詞，必須前往戰區或天災現場安置任務。而現在，一個非政府組織可能需要在已開發國家援助貧困者，幫助長期失業者、無家可歸者和社會弱勢群體。我們決定向時任社會事務部長菲力浦・塞岡（Philippe Séguin）提出此一情況，那時正值密特朗－希哈克的共治時期。他瞪大眼睛，彷彿我們是狂熱的左膠，並說：「我不相信你們，證明給我看！」

這簡直是夢寐以求的機會，可以好好建立人道主義模式：關注被排除在社會保險制度之外的人口，提供援助、說服政治家，然候制定法律。所以我們在艾倫・德洛什和薇紅妮克・彭雪（Véronique Ponchet）的推動下，刻不容緩地開設了一個醫療站，首先是位於第五區的鑰匙街，然後是第十三區的汝拉街。大批患者立即蜂擁而入，他們通常是由醫院轉診來的：大多是處於權利盡頭、已經沒有社會健保的失業者或失業補助到期之人……為了讓我們的行動得到媒體關注，我們帶著一位消化道出血的患者前往附近的硝石庫醫院（Salpêtrière）急診室，這家醫院已經是歐洲最大且最有聲望的醫院之一。曾與我們一起參與許多任務的記者埃爾韋．沙巴利耶（Hervé Chabalier），用隱藏的攝影機拍下醫院行政部門拒絕接納這位病人的情景。我們的行動如滾雪球般越滾越大，才幾個月就有大約一萬個病歷等待處理……菲力浦．塞岡大為震怒，態度一百八十度大轉變，成立了賀沃委員會（Commission Revol），整個慈善界都投入其中，包括艾梅斯慈善機構（Emmaüs）、第四世界行動（ATD Quart-Monde）、人民慈善救助會（Secours Populaire）和天主教慈善救濟會（Secours Catholique）等組織。

法國總統密特朗微服出巡，秘密前往位於汝拉街的醫療站。也因為這次訪視，他才任命貝爾納．庫希內為人道主義行動和社會融入事務的國務秘書。後來又在米歇爾．羅卡（Michel Rocard）總理的任內，通過「融入社會最低收入」（Revenu Minimum d'Insertion, RMI）的制度，讓最貧困的人們也能享有社會福利權益。我們也知道幾年後又設立了「全民醫療保險」（CMU），補足前述制度的不足，另外也增加了「國家醫療援助」（AME）。而馬丁．赫希（Martin Hirsch）在幾年之後又創立「積極互助收入」（RSA）的補助計畫。

也是在這個時候，我們與雅克・萊巴斯和安德列・格魯克斯曼一起在希波克拉底誓詞[21]（Serment d'Hippocrate）中加了幾句話，而且也設法讓醫師在論文答辯時宣讀：「吾乃醫者，忠於希波克拉底誓言所規定之榮譽和正直之律。盡吾所能，戮力醫治世間身心受苦之人。吾當拒絕以科學或醫學知識為名，行壓迫或酷刑之實。若遇侵害人類尊嚴、粉飾惡行之行為，吾承諾盡一己之責為其作證。吾以自身信譽擔保，鄭重而自由地作此宣誓。」在接下來的幾年裡，許多年輕醫師都會宣讀這些誓詞。

與此同時，雅克・萊巴斯醫師發明了不需具名而且完全免費的愛滋病篩檢措施。想當年，這個疾病才剛出現沒多久，充滿未知，人人聞之色變，更是無藥可醫的致命之病。更過份的是，當年大家的第一反應都是把ＨＩＶ陽性的病人拒之門外，即使在醫院也一樣，他們被誣衊為吸毒者，而且往往是同性戀。這些忌諱在今日幾乎已不復見，但還是要說，由真蒂利尼（Gentilini）教授在硝石庫醫院所管理的傳染病部門，是第一個接納這些患者的部門，而

21　譯注：俗稱醫師誓詞，是西方醫師傳統上行醫前宣誓的誓詞。希波克拉底為西方「醫學之父」。

且在很長一段時間內，也是唯一接納愛滋患者的地方。三十張可用床位一直都是滿的，一旦有病人去世，另一個病人會遞補上來。在這個可怕的時期，當我們在未知領域摸索時，真蒂利尼教授始終一馬當先，走在研究的最前線。至於雅克・萊巴斯，將藉由巴黎聖安東尼（Saint Antoine）醫院和世界醫生組織的醫療服務，改變人們對ＨＩＶ陽性患者的看法。他的免費篩檢措施讓大批受試者接踵而來，幸虧大多數的結果都是陰性，而這也是提供一些心理支援和發送基本實用建議的絕佳機會。篩檢的主要好處之一，是能夠告知患者他們是ＨＩＶ陽性還是陰性：如果是陰性，那就馬上展開預防工作，世界醫生組織的醫師、護理師和心理專家會在現場協助他們；如果是陽性，仍然可以採取一系列措施，例如心理輔導、飲食指導、預防措施、與醫療界的聯繫以及接受實驗性治療等。所有現代化的篩檢中心都奠基於這項開創性舉措，現在也成為法國醫療領域的一部分。對於一位人道主義者來說，政府能夠採納他的想法，就是最好的回報。另外，雅克・萊巴斯極力讓最被社會排斥的患者也能在醫院就醫，巴黎聖安東尼醫院的波特萊爾中心（Centre Baudelaire）於焉誕生，至今仍然屹立不墜。

一九八七年十月，我這個主席趁著新官上任三把火，大力支持了一場由愛滋病協會

（Association AIDES）成員、丹尼爾・德菲和雅克・萊巴斯舉辦的大型愛滋病患者權益會議。那次會議真的讓我們意識到這個問題在全世界的影響，尤其世界衛生組織的愛滋病防治計畫主任喬納森・曼恩（Jonathan Mann），還向我們詳細說明因感染愛滋而受到歧視的患者、同性戀者和妓女所面臨的種種情況。我們開始感受到「健康與人權」的概念逐漸明晰，今後也將成為我們的指導原則。

馬里奧・貝塔蒂以他的法學才華，協助我們編擬了第一份關於愛滋患者的「世界人權宣言」草案，其摘要如下：

1. 根據法律和醫學，愛滋病與其他疾病並無二致
2. 被該病毒感染的人受到普通法律的保護，不得以任何特殊法律將其屏除在外
3. 對感染者的護理不應受到任何限制
4. 使用輸血、抽血與注射設備必須提供一切可能的安全保證，各國負責人有權就此方面享有國際合作

5. 任何人都無權僅以受病毒感染為由限制其自由或權利，無論其種族、國籍、宗教、性別或性取向如何

6. 未取得受病毒感染者同意而提及其現在或將來的疾病，應被視為有害行為，並受到普通法律的制裁

7. 任何旨在拒絕或剝奪病毒帶原者就業、住房、保險權益，以及限制其參與集體、學校和軍事活動的行為，應被視為歧視並受到制裁

8. 在任何情況下，不得在人們不知情下對其進行病毒篩檢

9. 任何被證明有必要的檢查或篩檢都必須以匿名方式進行，並遵守醫療保密規定；除非能保證提供心理、醫療和社會支援，否則不得進行篩檢

10. 醫師之間以及每位醫師對其病人，都必須絕對遵守醫療保密的義務，特別是對雇主和公共機關，無論現代醫療技術要求如何，都不得有任何例外；而醫師收集的資料只能用於醫療目的，任何違反該職業道德的行為都必須被追究並求償

當時的法國衛生部長蜜雪兒．巴赫札（Michèle Barzach）鼎力相助，讓行政當局接受我

們的方案。她排除萬難，大膽推動藥局自由銷售注射器，此舉日後也將拯救數千人的生命。種種措施讓我們發現一群化外之民，迄今為止總是被視而不見，那就是吸毒者。他們都很年輕，其中有四成是ＨＩＶ陽性，人人避之唯恐不及，警察對他們的印象很差，醫院系統對他們也不甚友善。他們並非易於照顧的患者，但我們成立了社會工作者小組，教他們一些避免感染他人的基本操作。吉爾・布魯克、貝特朗・樂柏、吉恩－皮埃爾・洛姆（Jean-Pierre Lhomme）和雅克・萊巴斯組織了第一梯次的巡邏式義診，在文森森林（Bois de Vincennes）遇到了一群年輕患者，有些甚至瘦得只剩皮包骨。我們開始在世界醫生組織的行動巴士上發放乾淨的注射器。這件事轟動一時，部分媒體和政界人士譴責我們淪為犯罪推手，員警也在巴士車門出口等待吸毒者，並砸壞我們剛剛才發放給他們的注射器。但我們的行動已經展開，公眾輿論也接受了我們，我們的法國任務甚至被推崇為關鍵角色。

基於這樣的背景，我們的美國朋友向我們解釋以美沙酮（Méthadone）這類藥物來替代海洛因的好處。大體而言，這其實就是一種合成鴉片劑，可作為海洛因的替代品，用來緩解戒斷症狀，但不會引發吸毒的快感。透過醫學途徑對其加以管理，能使吸毒者遠離毒販、拉近家庭關係，進而讓他們重新融入社會，因此我們認為這不失為一石多鳥的好方法。但是法國政界人士硬是與我們唱反調，警方齜牙裂嘴地恐嚇我們，許多醫界人士也大大搖頭反對這個想法，包括毒品領域的權威專家克洛德・奧利文斯坦（Claude Olievenstein）醫師。連被稱為「牧首」（Le Patriarche）的呂西安・恩格爾馬耶（Lucien Engelmajer，此人以強力戒毒療法而聞名，但後來被證實只是一個無恥的江湖郎中，甚至是強姦犯），都在新聞簡報中指稱我為納粹醫生。這指控可不是小事，也多虧了律師吉恩－皮埃爾・米格納爾（Jean-Pierre Mignard），司法才能還我公道。

一直向持相反意見的人說教，實在很令人厭煩，所以我們放眼世界，向我們的美國朋友以及歐洲國家非政府組織尋求協助。慢慢地，在法國愛滋病協會（AIDES）和榮譽主席阿諾・馬蒂－拉佛傑勒（Arnaud Marty-Lavauzelle）百折不撓的耐心推動之下，我們逐漸贏得了一些吸毒者協會的信任，例如「吸毒者和戒毒者自立與減少風險協會」（ASUD）。但是，還是需要好幾年的時間，才能在「吸毒者護理專業人員網絡」（REPSUD）的配合之下，窺見隧道盡頭的曙光。在一九九〇年代，世界醫生組織全力支持以鼎鼎大名的尚・卡朋蒂耶（Jean Carpentier）為核心的普通科醫師（médecin généraliste）小組。早在二十年前，他就因為積極關注年輕人事務而聲名鵲起。那個時候，他以青少年為對象，宣傳如假包換的性教育。一九七一年，他被法國醫師公會（Ordre des Médecins）的理事會譴責，因為他在高中門口發的傳單標題「讓我們學習如何做愛」異常聳動。二十年後，他轉換到完全不同的戰場。在巴黎十二區的一位朋友兼同夥之一克拉麗絲．波瓦梭（Clarisse Boisseau）的幫助下，他以間接迂迴的方式，向毒品成癮者開立鴉片製劑「丁基原啡因」（Temgesic）的處方箋。不僅如此，他還義無反顧地發表文章，公開宣傳自己的行動。對於那些同樣面對毒品問題卻無能為力的同行醫師而言，他的文章也提供了不少建議。一九九二年，他與其他執業醫師共同創建了專門為毒品使用者提供護理的專業人員網絡，也就是前面提到的 REPSUD。這些醫生師有難能可貴的勇氣，能協助這些被社會汙名化的患者。尤其他們使用未經授權的丁基原啡因為藥方，甚至還是高劑量。他們蓄意違反當時的法規，成功地挽救了數千條生命，但同時也難免有許多紀律處分和法律訴訟纏身。如今，這類藥物不管是在法國或是全世界，在處方箋上都變得很常見。回首過往，不得不承認尚．卡朋蒂耶醫師與他在 REPSUD 團隊的友人打了一場非常精采的勝仗。

直到一九九二年，貝爾納・庫希內被任命為衛生部長後，我們的行動才終於擺脫不合法的地位。貝爾納・庫希內還正式宣布支持在法國推行美沙酮計畫，然後非常激進的愛滋病解放力量聯盟（ＡＣＴ ＵＰ）成員也開始行動，情況風起雲湧，事情有了起色！西蒙娜・薇伊（Simone Veil）後來接替了貝爾納・庫希內的職位，她也意識到問題的嚴重性，並堅定不移地投身其中，因為她二十年前在美國親眼目睹了美沙酮的效力。她這樣說：「在治療吸毒者的策略當中，我們不能再忽視愛滋病的存在。這是我們的責任，而且我必須說，這也是我們的義務……」她也因此成立了一個特設委員會，我是其中的一員，還有我一直以來的朋友阿諾・馬蒂－拉佛傑勒也是，他剛剛成為ＡＩＤＥＳ的新主席。頭幾次的會議氣氛很火爆，平常不習慣罵人的人也把我們罵得狗血淋頭。不過，程序終於啟動了，我們開設了幾個中心，首先在巴黎和巴約納（Bayonne），然後拓及整個法國。一九九五年的時候，我們已經有兩千個地方可以讓有毒癮的人索取美沙酮和一種叫做丁丙諾啡（buprénorphine）的鎮痛劑，而那就是尚・卡朋蒂耶醫師早期在完全非法的情況下使用的丁基原啡因的一個變種。根據二〇〇二年的統計，已有十萬名患者接受美沙酮和丁丙諾啡的治療，因吸毒過量而導致死亡的比率也大幅下降。

誠如我曾說過的那樣，在一九九〇年代末期，我與世界醫生組織的同事，瑪丹．布依松（Martin Buisson）和尚－路易．布傑納（Jean-Louis Boujenah）多次結伴前往紐約，美國對我們的想法有相當深刻的影響。我們參觀了許多無家可歸者的收容所，這些收容中心通常位於體育館內，足可容納兩千多人。我們也藉機與歐內斯特．杜拉克（Ernie Drucker）教授會面，他是流行病學專家，任職於阿爾伯特－愛因斯坦醫學院（Albert Einstein College of Medecine）旗下的蒙特菲利（Montefiori）醫院。他也是社會醫學領域的頂尖專家之一。我們從此結下不解之緣。直到今天，我們仍然與他攜手研究毒品政策和監獄方面的問題。來自美國的這種影響，對於我們未來的公共衛生戰役具有決定性意義。事實上，我利用在衛生部工作的機會，發展了一個真正的全球網絡：我們在利物浦的朋友派特．奧黑爾（Pat O'Hare）是投身減低毒品風險運動的先驅，我們與他一起創建了減低毒品風險國際協會（ＩＨＲＡ），後來改名為國際毒品風險（ＨＲＩ）。另一方面，我們在一九九三年一月舉辦了三城研討會（即紐約、倫敦、巴黎三個城市），互相切磋我們在打擊藥物成癮、愛滋病和社會排斥領域的作法。由於政權輪替，庫希內不得不離開部長職務。任期太短了，他來不及推行改革。儘管發生了這些事情，我們還是順利地將三城研討會的前衛思想發表在《摩登時代》（*Les Temps Modernes*）

雜誌的特刊上。這是一次別具意義的經歷，來自三個不同國家的政治人物和協會負責人心甘情願花時間齊聚一堂、集思廣益、制訂政策來減少與毒品有關的風險，實在太難得了。我記得我們的辯論非常激烈，也很激進，主要是關於使用注射器及美沙酮，以及愛滋病篩檢的問題。我尤其記得ＡＣＴ ＵＰ非常積極地參與討論，他們對於抑制毒品成癮以及員警暴力的問題非常投入，還就此強烈質問貝爾納．庫希內，不過庫希內還是讓他們暢所欲言，提出他們的訴求。

黎巴嫩，永恆的回歸

我們除了在法國長期戰鬥，海外的任務執行也並行不悖。早在一九八三年，我們就回到了黎巴嫩，一如既往地在卡梅爾・莫漢納和德爾維希（Derwish）醫師的幫助之下，盡可能地在泰爾繼續進行援助任務。一連串的轟炸讓氣氛危險異常，而難以預測的威脅也揮之不去。壓力與日俱增。有些問題只能沉默以對。不管怎樣，貝爾納・庫希內與我繼續在貝魯特、舒夫（Chouf）縣或黎巴嫩南部等地訪視我們所有的基礎設施。在我人生的這段期間，經常和雅克・萊巴斯取道通往貝魯特機場的路，而吉恩－保羅・考夫曼（Jean-Paul Kauffmann）也在這段期間被與真主黨（Hezbolla）有染的幫派綁架，整整囚禁了三年，一同被劫持的同伴米歇爾・蘇拉（Michel Seurat）則在囚禁期間不幸遭受虐待而去世。吉恩－保羅・考夫曼終獲自由，他的妻子喬勒・布娜希（Joëlle Brunerie）和城市規劃師米歇爾・康特爾－杜帕特（Michel Cantal-Dupart）功不可沒。喬勒・布娜希本身是婦產科醫師和女權主義活動家，她與米歇爾發起龐大的媒體宣傳活動聲援她的丈夫。而米歇爾後來也一直與我們共同研究郊區的衛生問題。我們在黎巴嫩還遇到了記者羅傑・奧克（Roger Auque），四年後他也被綁架。綁架顯然已成為當下的潮流。有些好朋友欲言又止地告訴我們，如果我們再這麼堅持下去，有可能遭受同樣的命運。

現在回想起來，我有時會對當時的魯莽行為感到不寒而慄，只不過那時最糟糕的事還沒有發生。時至今日，人道主義者仍然會被綁架，但如果綁架者真的希望人道組織停止介入，就會將人質斬首，就像法國救援機構技術合作與發展援助組織（Acted）的大衛・海恩斯（David Haines）在敘利亞遭遇到不測。恐怖分子的目的已經實現了一部分，因為自從這起悲劇發生以來，大多數人道主義工作者已經改變了策略。在高風險地區，他們選擇與小型的當地組織合作，而不在過於顯眼的大型組織內工作，避免引起過多的關注。要生存，就得付出這個代價，工作要有效率亦然。最近七名 Acted 的人道工作者在尼日被屠殺的事件也沉痛地提醒我們，一旦恐怖分子決定下馬威，一些協會可能會被迫就範而停止其計畫。我長期關注 Acted 在世界各地的行動，以及其董事成員索妮婭・傑迪狄(Sonia Jedidi)、弗雷德里克・胡塞爾（Frédéric Roussel）和貝爾特朗・加萊（Bertrand Gallais）的工作。

無論如何，我們從來沒有停止黎巴嫩的干預行動。在一九八八年，我們甚至在賽普勒斯和貝魯特之間建立了一座醫療迷你空中橋樑。而一九八九年的五月則上演了一齣小小的奇蹟：世界醫生和無國界醫生組織共同進行任務，這是空前絕後的一次，由我與羅尼・布勞曼

（Rony Brauman）聯手策畫。這也是一個千載難逢的機會，證明在我們需要進行援助的時候，那些微不足道的爭執都能拋諸腦後。就這樣，我們在阿姆斯特丹一起租了一架飛機，塞滿二十噸的藥品，迅速發放給當地的各個族群：基督徒、德魯茲教派、遜尼派、什葉派等。

另一方面，貝爾納．庫希內負責主導疏散傷患的行動。由於他現在是人道主義行動國務秘書，而我自己是世界醫生組織的主席，我們的任務再次有了新的交集。隸屬法國海軍的醫院船朗斯號（La Rance）從提爾港撤離了第一批以基督教徒為主的傷患，隨後基於教派平衡的原則，輪到第二批撤離的是眾多穆斯林傷患。這一切都是在如火如荼的戰事中進行的。你只要走到街上，就會遇到死屍。戰地攝影師喬爾．羅賓（Joël Robine）和我都對數十具屍體躺在馬路中間的情景心有餘悸。我回想起那些重傷慘重的普通行人，那些創傷將使他們終身殘疾。三十年過去了，我依然無法從記憶中抹去那個五歲男孩恍惚的眼神，他獨自徘徊在貝魯特的街道，茫然不知所措，尋找著一處希望不大的避難所。他的父母怎麼了？他能找到什麼避風港嗎？在不同的險境當中，我看過無數廢墟、無數傷者和無數失去生命跡象的屍體，但是為什麼這個景象比其他景象更令我糾結？不管是怎麼一回事，反正到處都一樣，悲劇一次次地重覆上演，最苦不堪言的還是平民老百姓。黎巴嫩人久病成良醫，他們的處境足可被借鏡——如果你想從戰爭中全身而退，就加入武裝民兵吧。而凡事總有盡頭：若已疲於繼續抵抗，再怎麼草率的停火協議也能結束衝突。

二〇〇六年，黎巴嫩重燃戰火，但這一次的交戰方已經改朝換代。以色列國防軍（Tsahal）直接對抗哈桑．納斯魯拉（Hassan Nasrallah）領導的什葉派真主黨民兵，希望將其一勞永逸地除之而後快。然而一切卻出乎所有人的意料：衝突近尾聲時，雙方幾乎勢均力敵。以色列國防軍撤離後，老百姓也像往常一樣什麼都缺，所以法國常態性援助黎巴嫩的政策就這樣展開了。現任的法國外交大使艾瑞克．舍瓦利埃（Éric Chevallier），當時是世界醫生組織的任務主管，透過他的引薦，並應時任法國總統賈克．席哈克的具體要求，我受命陪同外交部長菲利普．杜斯特－布拉齊（Philippe Douste-Blazy）出訪，一起組織分配整個黎巴嫩境內的人道主義援助任務。我們發現我們的大使貝爾納．埃米（Bernard Émié）憂心忡忡，他向我們解釋以色列空軍甚至轟炸了貝魯特南部的社區，若是有法國部長被導彈擊中，將會引起軒然大波。不過幸好我的老朋友卡梅爾．莫漢納現在是黎巴嫩所有非政府組織的主席，在他的出手相助之下，奇蹟彷彿再現，困難紛紛迎刃而解，我們的任務也能順利執行。但這些日子難免讓人筋疲力盡、神經緊張，所以有時我們會在晚上和幾個黎巴嫩朋友相約在柯尼奇大道的一家餐廳聚餐。卡梅爾永遠有說不完的笑話。我們有些人狂喝拉克酒（Raki），另一些人則暢飲啤酒或葡萄酒，我們興致一來也會引吭高歌，即使有點走音也無妨，畢竟我們需要好好紓解日常壓力。因為在同一時間，大約有五十萬難民湧入黎巴嫩北部及貝魯特當地。我們必須建立臨時營地，並緊急分發食品和藥品。像往常一樣，我們盡可能地應對最急如星火的情況：籌劃的意思就是隨機應變……此外，我也注意到一角藍天乍現，偶爾還是有一些能提振士氣的事情，那就是：這場衝突導致數十個非宗教的非政府組織應運而生。它們如雨後春筍般蓬勃發展，通常由非常年輕的人組成。更令人驚歎的是，他們的管理者經常是活力充沛又幹練女性（無論其原始信仰為何），這與一九八〇年代的狀況完全相反。總之，雖然最壞的情況往往會發生，但並不一定總是如此，還是有例外的時候……可能就是老天失靈的時候吧。政治局勢仍然不可收拾，最透徹的黎巴嫩人也六神無主、不知該去哪求神拜佛。一位基督教記者朋友竟然對我說：「你看，像你們在巴黎那樣大肆抨擊真主黨人是不對的。他們很愛國，而且也以他們自己的方式讓黎巴嫩人民找回自尊！」

俗話說得好，我聽聽就好……因為在同一時間，以色列軍隊不太在乎是否遵守國際公約，展開縝密攻擊。這是一場徹底的摧毀行動，整個國家的基礎設施，尤其是高速公路和能源設施，都被夷為平地。總之，黎巴嫩支離破碎。順帶一提，以色列軍機毫不猶豫地轟炸了紅十字會強制規定的人道走廊。這無疑是個失誤，但也可說是一貫的錯誤。我之所以特別關注這個問題，是因為我才剛在巴黎第八大學設立了「人道主義法律和戰略的校頒碩士文憑學位」，也在籌備一個關於人道主義和軍事問題的會議，正好與這個問題密切相關。

然後，這個國家無休止的悲劇出現了一個中場喘息時機，在二〇〇九年夏天甚至有好轉的跡象，以至於我膽敢在那裡度過幾天奇蹟般的假期，當然少不了卡梅爾．莫漢納相伴。我們暢行無阻地走遍了黎巴嫩全境，最後在敘利亞的大馬士革為我們的旅行畫上句點。我們在敘利亞受到蘇珊娜的招待，她是我之前提過的基督教卸任修女。我們無法預料這些重獲和平的時刻有多麼脆弱。

如今黎巴嫩陷入經濟危機，卻默默容忍境內湧入的眾多敘利亞難民而沒有太怨天尤人。

在我看來，AMEL協會仍然是當今國家人道主義組織的理想典範，其二十四個活動中心和六個診所能一次滿足被欺壓者的衛生、教育、職業培訓、鄉村發展、兒童保護和心理均衡等方面的需求，而且都建立在最貧困的地區——貝魯特南郊、黎巴嫩山省、貝卡（Bekaa）谷地和黎巴嫩南部。更重要的是，儘管我們可能認為這個國家還有其他當務之急，他們仍毫不氣餒地在此推動人權。AMEL的工作人員除了緊急處理港口爆炸造成的損失外，對於黎巴嫩與其他地方無一能逃離魔掌的新冠肺炎，他們也全力以赴，積極預防與治療。他們簡直就是時代楷模。

永無休止的爭辯：
毒品成癮與合法化

在國際層面上，我們的減低毒品風險國際協會，也在國際上不斷嶄露頭角。在我們的良師益友派特·奧黑爾的帶領下，我們舉辦了多次會議，向民眾宣傳並教育他們有關減低毒品傷害的政策資訊，例如一九九四年在鹿特丹、一九九五年在佛羅倫斯，以及一九九六年在荷巴特（Hobart）的活動。然後我得知，一九九七年在巴黎舉行的會議，將由我負責籌備。為了讓與會者能聚精會神地聆聽演說，我拿著麥克風唱了一小段歌曲作為開場，這是一首由艾拉·費茲潔拉（Ella Fitzgerald）演唱的〈四月的巴黎〉（April in Paris）。為了這次大會，我們在法國愛滋病協會、世界醫生組織和法國互助醫療協會（La Mutualité Française）的贊助下籌備了整整一年。我與社會學家安妮·科佩爾（Anne Coppel）共同擔任會議主席，她是相當出類拔萃的研究者，幫助我們將「減低毒品風險」的概念發展得更周全，因此有些人稱她為「美沙酮仙女」。這次大會的組織和科學委員會得到很高的讚譽，活動可說圓滿成功，也在當時的媒體引起廣泛關注和討論。另外，為了籌備慶功晚會，我聯繫了《現時雜誌的吉恩－弗朗索瓦·比佐，他介紹我與新星電臺（Radio Nova）的知名主持人瑞米·庫爾帕·庫普爾（Rémy Kolpa Kopoul）搭上線。瑞米為我們找到了當時還沒沒無聞的哥倫比亞樂團，主唱是尤里·布埃納文圖拉（Youri Bonaventura）。晚會演出在巴塔克蘭劇院（Bataclan）舉行，觀眾超過一千五百人！他們以雅克・布雷爾（Jacques Erel）的名曲〈不要離開我〉（Ne me quitte pas）作為壓軸閉幕，這個版本後來一炮而紅。這次會議總共持續了四天，法國和其他國家的與談人之間，交流卓有成效。我感覺到人們的心態漸漸從善如流。閉幕式也是由我主持，我找來了一些大人物：西蒙娜・薇伊、蜜雪兒・巴赫札、貝爾納・庫希內和法國互助醫療協會主席艾蒂安・卡尼亞爾（Étienne Cagnard）。會場中還有打擊毒品事務部際委員會的主席法蘭絲娃斯・德維希納斯（Françoise de Veyrinas）。在兩個小時的時間裡，討論的焦點是減少毒品傷害的問題。結論清晰可見：「替代治療」絕對是最高優先考慮。所有與會部長，不論左右派都站在同一陣線：公共衛生絕不能成為黨派鬥爭的籌碼！

一九九七年六月四日，在賈克・席哈克總統解散國民大會之後，新的左右共治政府銜命上陣。里昂內爾・喬斯班（Lionel Jospin）立即任命貝爾納・庫希內擔任衛生和社會行動國務秘書。於是我又回到塞居大道上的衛生部，負責處理毒癮成疾的問題。

遵照貝爾納・庫希內的意願，我成立了一個組織委員會，成員包括吉爾・布魯克、尚・

卡朋蒂耶、安妮・科佩爾、安娜・弗拉黛（Anna Fradet）、貝特朗・樂柏、艾倫・莫赫爾（Alain Morel）和馬克・瓦洛（Marc Valleur）。我們決定共同起草一份呼籲書：

> 愛滋病和被社會排斥的問題對吸毒者造成沉重的打擊，這種情況顛覆了我們的思維和行動方式。我們跨越最初存在的對立，取得一致的意見與共同的關注事項，盡可能為更多的人提供預防和護理服務，並符合減少毒品風險政策的要求。我們希望從我們的立場出發，在不混淆角色的前提之下，與那些參與藥物政策制定的人展開對話和合作。我們希望法官、員警和地方官員能以同樣務實、謙遜但又有改善現狀意願的方式接納我們的方法，而不帶有偏見……

在接下來的日子裡，多虧了法官妮可・馬斯特拉齊（Nicole Maestracchi）在打擊毒品事務部際委員會的行動，喬斯班政府盡其所能地讓我們的政策得以順利實施。與此同時，我們在無國界醫生組織的朋友有樣學樣，將我們的經驗傳授給那些問題嚴重的國家，例如南非。雖然在俄羅斯的行動幾經失敗，尤其是在聖彼德堡，年輕吸毒者特別容易感染愛滋病，但世界醫生組織仍然試著為他們制定減少毒品傷害的政策。事實上，當時的政府對我們的作法始終抱持懷疑態度。因此這些計畫也無法繼續進行。由於俄羅斯採取壓制性政策，其愛滋病感染率至今仍然是全球最高之一。隨後，世界醫生組織在困難重重下，於喀布爾制定了一項計畫。而最能接受我們行動的國家是越南，其前因後果是這樣的……多年來，無國界醫生組織在法國巴約訥（Bayonne）的分部無疑是最活躍的據點之一。該分部的負責人是我們的好朋友，精神病科醫師吉恩－皮埃爾・竇略德（Jean-Pierre Daulouède），他對越南情有獨鍾，也很清楚海洛因對越南青年造成的莫大傷害以及政府完全束手無策的狀況。幾十年來，越南政府只是依靠警察掃蕩來打擊毒品禍害。他們將吸毒者安置在勒戒中心，而愛滋病在這些中心仍然不斷蔓延成災。吉恩－皮埃爾・竇略德為了逐步改變人們的心態，首先在胡志明市進行「替代治療」的行動。為了證明我們的治療方法有效，他為兩組海洛因吸毒者開了美沙酮或舒倍生（Suboxone）等不同的替代藥物，最後效果驚人，而他也迅速贏得越南政府的信任。他與賓夕法尼亞大學的奧布萊恩（O'Brian）教授和波爾多大學的奧希亞孔貝斯（Auriacombes）教授合作籌劃了一個專案，並獲得美國國家毒品濫用研究所（National Institute on Drug Abuse, NIDA）的資助。只是回首前塵，感覺有些諷刺：如今竟是前殖民宗主國在越南推行減低毒品傷害政策！我們也計劃在與寮國接壤的奠邊府展開行動，以幫助數千名感染愛滋病毒的海洛因吸毒者。

一九九七年十二月十二日和十三日，我們舉辦了關於毒品成癮和濫用的全國研討會，而且成效斐然，三百人來到衛生部對這些問題互相交流看法。與會者來自不同背景：研究毒品濫用的專家、法官、員警以及學者等。會場上還有主教會議社會委員會前主席胡艾（Rouet）主教、吉恩－皮埃爾・尚熱（Jean-Pierre Changeux）、羅傑・翁利昂（Roger Henrion），以及瑞士聯邦公共衛生部負責人湯瑪斯・澤爾特納（Thomas Zeltner）。我們的目標很明確：廢除一九七〇年十二月三十一日訂定的對抗毒品濫用、打擊毒品交易和非法使用藥物的法規。研討會中所有辯論的抨擊對象中，該法規是被批判得最為嚴重的：它既不公正、也未被遵守，甚至危險重重……總之罄竹難書。對我們來說，它無疑是吸毒者被邊緣化的原因，而且也是毒品問題在法國無法斬草除根的罪魁禍首。貝爾納・庫希內聽到了我們的心聲，但他沒辦法一下子就決定完全修改，而且他很清楚，即使透過國會也沒有任何勝算。現實總是殘酷的……但也讓人腦袋清醒。

雖然我們很失望，但還是制定了一個步步進逼的行動計畫。山不轉路轉，如果我們無法在減少毒品傷害的策略方面改變法律，那就需要趕快改變作法。我們尋求科學家的幫助以獲取新的數據資料，然後與國家倫理委員會密切合作，並決定使用新的藥物。我們尤其關注在醫療監督下使用海洛因的問題，以及那些特別被排斥，甚至完全脫離社會的病人。我們還希望在銳舞派對中提供醫療援助，並對派對上攝食的藥物進行檢測。與此同時，我們更打算擴大打擊毒品事務部際委員會的任務：確保弱勢族群的追蹤治療、尋求新的合作夥伴支援我們的減低毒品傷害政策、在學校推動政策，讓年輕人意識到其中的風險，幫助那些直接或間接成為毒品受害者的家庭等。

有兩件事情徹底改變了法國對待毒品問題的態度。一九九九年，貝爾納・庫希內委託巴黎第五大學—勒奈・笛卡爾（Université Paris-Descartes）的藥理學教授波爾納・蘿克絲（Bernard Roques）撰寫一份關於毒品危險性的報告。該報告出爐後引起極大迴響，隨後在 Odile Jacob

出版社發行[22]。出人意料的是，這位傑出的科學家更重視法國合法藥物的危險性。根據他的說法，酒精中毒與海洛因中毒其實不相上下。而更令人難以置信的是，煙草對健康的損害遠遠超過大麻！在得知這些結論後，貝爾納．庫希內決定在全國為毒品使用者開設新的成癮症醫療，無論是合法或非法毒品都適用。隔年，喬斯班政府更換了打擊毒品事務部際委員會的權責歸屬單位。該委員會以前隸屬於總理辦公室，現在將由衛生部直接管轄。貝爾納．庫希內任命妮可．馬斯特拉齊為負責人，在這位出色法官的指導下，打擊毒品與吸毒成癮事務部際委員會（ＭＩＬＤＴ）的工作也非常出色，並堅定不移地推行介入政策。她所有的行動都被集結成書，在二〇〇一年由 Seuil 出版社發行，書名為《毒品：瞭解越多，風險越少》（*Drogues: Savoir Plus, Risquer Moins*）。旨在向廣大公眾提供資訊。

一九九八年，法國總統賈克．席哈克率領一支重要代表團，前往聯合國出席關於毒品問題的大會。

貝爾納．庫希內與聯合國反毒品特使皮諾．阿拉基（Pino Arlacchi）的觀點完全不同，後者在一場至今仍然算知名的演講中，竟然承諾要在阿富汗徹底根除鴉片種植……簡直是烏托邦的作法！他們針鋒相對，展開相當激烈的唇槍舌戰。法國總統賈克·席哈克則抨擊法國的政策太過於怯弱。

在這次聯合國大會期間，我參加了一個由法國主持的減低毒品傷害政策「平行會議」。我完全沒有想到會在會場上發現法國警方高層代表的行蹤。當時我並沒有太在意。但是當我回到巴黎後，事情才開始迅速發酵。我立即被彼貝爾納·庫希內的辦公室主任馬丁·赫希召見，他指責我對國家元首發表了非常無禮的言論。我對此表示強烈抗議，因為這根本不是事實！幾個星期後我才得知，事實上是內政部長一手操控這次抨擊事件，而反毒任務的負責人米歇爾·布雪（Michel Bouchet）警官，是散播這些誹謗言論的罪魁禍首。庫希內到參議院發表演說時，我偶然在那裡遇到了米歇爾·布雪，他向我坦承錯誤：「這是一個誤會。我請一位記者朋友翻譯了您的發言，他證實您從未批評我們的總統。」這個雞毛蒜皮的小事倒是深

22 Bernard Roques, La Dangerosité des drogues, rapport au secrétaire d'État à la Santé, Paris, Éd. Odile Jacob, 1999.

深反映出當時不同部門之間的常態性緊張關係……不過很幸運的是，二〇〇二年總統大選期間所舉辦的眾多辯論，在後來大致都支持我們的立場。

不久之前，大概是二〇一三年二月，波爾納・蘿克絲和我在《解放報》上寫了一篇評論文章，抗議許多有頭有臉的政治人物公開敵視在巴黎設立低風險吸毒場所的計畫。我們的標題有點挑釁——「為何需要毒品注射室……」(Pourquoi Il Faut Salles de Shoot...)，這讓議會勃然大怒，掀起一片譁然。我希望提高公眾意識，因為迄今為止我們一直從安全角度來處理這個問題，卻忽略背後其實急切需要人道主義的關懷。但這也不算什麼新鮮事。早在一九九七年，我們就跟波爾納・蘿克絲合作，詳細介紹了預防政策的種種好處：減少(因吸毒過量造成的)致命事故、降低感染風險，而且硬性毒品難免惹事生非，造成爭吵、盜竊、賣淫和黑幫氾濫，預防政策也能打擊這類治安敗壞。我們高舉日內瓦經驗，瑞士後來借鑒此經驗並推廣到全國，建立了一套真正的瑞士模式。其想法是讓吸食硬性毒品的人逐步與邊緣化環境和習慣「脫鉤」，並逐漸重新融入「正常」的個人和社會生活。為了達到這個目標，日內瓦只是簡單地建立了毒品注射室，使那些有時因多年吸毒而衰弱不堪的患者可以在醫療監督下注射海洛因，並在傳統衛生網絡的配合下取得替代藥物。一開始看起來幾乎是天方夜譚，但五年過去了，成果亮麗、有目共睹：醫師們可以驕傲地向政界提交一份鼓舞人心的成績單，例如海洛因使用量下降、感染和傳染愛滋病毒的情況減少、患者心理健康改善，以及自殺率下降。絕大多數患者不再面臨財務問題（因為海洛因真的很貴……）重新擁有固定住所和工作。而這些計畫的中流砥柱和組織者，是當時的日內瓦市衛生主任安妮・米諾（Annie Mino）醫師。

在巴黎，世界醫生組織和蓋亞協會（Association Gaïa）也參與了毒品注射室的首次實驗。著名的蘿克斯報告在二十年前發表時，就曾建議安置這項設施，我們卻遲至今日才付諸行動，證明我們必須繼續介入公共衛生領域，就如同我們介入大規模屠殺、種族滅絕、種族清洗或反人類罪行一樣。而同理可證，我們不得不承認時機未成熟，一九七〇年那條懲罰吸毒的法律還不會被廢除，但是……一九九八年二月，我承認曾經試著說服西蒙娜・薇伊領頭主辦一場運動，以結束這條惡名昭彰的法律。我希望得到她的支持，並看到她積極參與媒體活動，就像她為墮胎權而戰鬥時那樣。我在她位於畢西歐街的辦公室見到了她。她很認真地聽我說話，但以議會絕對不會同意為由拒絕了我的建議。在巴黎，只有拉里布瓦西埃醫院（Lariboisière）開設了一個低風險毒品注射室，即使其負責人相當優秀，但管理起來還是很困難。

在二〇一六年聯合國關於毒品問題的會議，並未就全球範圍內的減低毒品風險政策採取任何正式措施。面對這種情況，許多非政府組織決定轉戰幕後，推動不同國家進一步改善法律措施。美國就是個例子，從二〇一二年開始，不下於五個州正式決定將大麻合法化！然而，這項措施並不代表法律寬縱，仍然有非常嚴格的配套措施，以盡可能地保護仍在校的未成年人、道路駕駛員和工作場所的員工。

在法國，我經常對政府在大麻問題上的偽善態度表示憤慨並持續譴責。大麻樹脂通常產自摩洛哥，然後轉賣到法國和比利時的城郊。然而，這筆金流間接地資助了大型幫派或伊斯蘭恐怖主義，並引發了許多清算舊帳的報復行動，特別是在馬賽。如果大麻合法化，這樣的黑市肯定沒有任何繼續存在的理由。大麻合法化的措施不僅對社會安全有益，也對公共衛生有益。

根據法國毒品和藥物成癮趨勢觀察研究中心（ＯＦＤＴ）的資料，美國禁止大麻數十年之後，如今有三分之二的州已將大麻的醫療用途合法化，並有五分之一的州允許成年人在非醫療領域使用大麻。烏拉圭自二〇一三年開始將大麻合法化，加拿大則是二〇一八年；多項有關這方面的研究並未發現有害影響。

現階段，全球藥物政策委員會（Global Commission on Drug Policy）意識到情況危急，聲稱應撤銷毒品的刑罰並使大麻合法化，該委員會匯集了許多前國家元首或政府首長，由瑞士聯邦前主席露特・德賴富斯（Ruth Dreifuss）擔任主席。巴西前總統費爾南多・恩里克・卡多索（Fernando Henrique Cardoso）甚至宣稱：「現行制度無濟於事是公認的事實，變革不僅必要，而且必須能做得到。二〇一六年聯合國大會召開毒品特別會議，對我們來說是千載難逢的機會，可以討論毒品管制政策的缺點，擬定可行的替代方案，並與正在進行的人權討論和二〇一五年後的發展議程相結合。」

任何有機會從小禮拜堂門（Porte de la Chapelle）交流道進入巴黎的人，都會被「白粉坡」（Colline du Crack）的景象嚇呆，數以百計的年輕男女，有非法滯留的、窮困潦倒的、沉溺於毒品的、下海賣淫的……他們徘徊在中央分隔島上或穿梭在車陣中，並在紅綠燈前行乞。這個地方所散發的絕望氣息之厚重，壓得人透不過氣來，而人人也心知肚明，這不是員警介入就能解決的簡單亂象，而是世界上所有的苦難都在巴黎的大門口現形了。也因此，這不再只是治安的問題，而是公共衛生和政治問題。面對這種情況，政治家們的當務之急是進行分析並確定應採取的措施。過去三 四十年來，在這些問題上獲得的知識和經驗，現在正是整合的大好時機，然後提出一個能應對挑戰的對策。

眼下出現了新的情況，至少在巴黎地區是如此：迄今為止，不幸身處巴黎內城的吸毒者原本會被低調但堅決地推到郊區，然後越推越遠。總之，他們被藏在檯面之下，遠離遊客和良知的視線。但現在潮流發生了逆轉，小禮拜堂地區的吸毒者進入巴黎，賴在史達林格勒（Stalingrad）地鐵站附近，讓當地居民的生活不勝其擾，尤其是有孩子的街坊們，而喜歡在晚上散步的人，更總受到那些有攻擊性或行為失控之人的干擾。人們試圖將吸毒者聚集在饒勒斯（Jaurés）地鐵站附近的一個廣場上，雖然有點風險，但開始有了一些成果。當然，這並不是理想的解決方案，只是臨時措施，至少他們不用再流浪街頭，能在勉強可接受的條件下吸食毒品，而且離醫療檢查站也不太遠。

幾個月來，巴黎內城吸白粉的癮君子情況日益惡化。在這種令人絕望的背景下，我們目睹了一場更令人沮喪的踢皮球盛況，這是一個官僚主義者擅長的遊戲。巴黎市政府和內政部互相推諉卸責：「這不是我們的問題，是其他人該採取行動。」難道他們不能用一點小小的政治毅力來克服這些官僚機構僵化的大腦反應，並承認在潘丹門（Porte de Pantin）外的高速公路下面，存在著一個公共衛生問題和社會問題嗎？難道他們想不起來已經有現行的解決方案被提出，而且也在其他地方開始實驗了？我們早就知道如何在較低風險下建立臨時收容設施，如此可以幫助吸毒者緩解痛苦，並減輕他們的社會困境。這些問題吸毒者在各個方面造成混亂和滋擾，但為數並不多。我們若持續對他們提供一致而有效的援助，就可以避免許多悲劇發生。問題是，我們正處於選舉期間，所有有權做出決定的人都被選情綁住動彈不得。被世界遺棄的人們正在自我毀滅並激怒公眾輿論的同時，負責蓋下拯救之璽的行政大手卻仍懸在半空中，彷彿癱瘓了。要超越這種荒謬，我們必須真心相信，而且要求行政最高層能以政治介入。只有從那個層面，我們才能高瞻遠矚地做出關乎未來的決策。

我想澄清一下，這個所謂的「白粉危機」，在規模上與美國曾發生以及正在發生的悲劇完全不同。在美國，種類齊全的鴉片製劑每年造成十萬人死亡，從所有藥店都能自由購買的簡單止痛藥到硬性毒品都有，例如海洛因，或由中國實驗室大量生產的可怕的芬太尼（Fentanyl）。問題過於廣泛，警方和衛生部門完全束手無策，而美國礙於聯邦體制，也難以制定全面的應對措施。目前法國由於有替代藥物和免費醫療，這種情況暫時還不存在。

在法國，世界醫生組織長期以來一直研究美沙酮和舒貝生（Subutex）等替代產品的（顯著）療效，也因此才想到建立毒品注射室，讓程度較嚴重的吸毒者能在低風險的環境當中使用毒品。對於其他吸毒者來說，這是重返人生軌道的契機，而且擁有住房和就業機會之後，生活不再那麼殘缺不全。目前只有兩個毒品注射室，一個在巴黎、一個在史特拉斯堡，這是一個為期六年的實驗計畫，於二〇一二年提出、二〇一六年啟動，最遲應在一年後結束。史特拉斯堡的成果相當振奮人心，但我們得說，其實使用者的數量並不是太多。在巴黎，位於拉里布瓦西埃醫院的附設中心則處於緊繃狀態，其兩百個床位難以滿足需求，左鄰右舍也已經忍無可忍。該中心由蓋亞協會的團隊負責管理，他們面對的艱困環境有如但丁神曲中所描繪的可怕場景，絕非言過其實，但他們仍排除萬難，工作表現出色。在這裡，每一次微小的成功都可能被重大的挫折抹煞，我們就連堆砌一個沙堡的時間都沒有，因為浪潮一波接著一波來襲，不斷侵蝕著我們的地基。即使與所有人的邏輯思維背道而馳，被認可的希望也遙遙無期，他們仍然堅定不移，因為在採取實際措施之前，面對這種緊急情況，這是唯一能做的事情。而這一次，前景終於出現一線光明：拉里布瓦西埃醫院的擁擠狀況迫切地需要緩解，所以馬賽和波爾多將設立毒品注射室，巴黎其他地區也是。

正如我們前面所見，由於情況十萬火急，一切進展取決於行政最高層級的政治決策。當我說公共衛生是一個政治問題時，我指的是各種意義上的問題，包括整體治安。因此，我們必須採取行動，而這正是問題所在。我們無法怪罪政治家在做出可能不受部分輿論歡迎的決策之前還要看一下選舉日程，但在民主社會中，國家選舉議題從來都不會離我們太遠。我見過太多決策者在危急關頭時必須權衡利弊，所以我不想指責他們。最優秀的決策者當然具備緊急感和時機意識。只是，我們經常理所當然地認為「時機未到」，最後不知不覺就成了「為時已晚」。我相信，如果一位政治人物明天決定在法國讓大麻合法化，他至少會搶到五十萬張以上的選票，而失去的選票數量不會超過這個數字。這足以在總統選舉中左右勝負。

亞美尼亞顫抖的大地

對抗愛滋病和思考毒品成癮的問題是一場漫長的鬥爭，這場鬥爭與我擔任世界醫生組織主席的任期相吻合，並且在我任期結束後仍持續不斷。

但是，在我擔任主席的兩年當中，還發生了許多其他事件，首先是發生在亞美尼亞的可怕悲劇。一九八八年十二月七日，當時還是蘇聯一員的亞美尼亞發生一場芮氏規模七級的地震，摧毀了兩座城市，造成五萬人死亡、一萬五千人受傷、五十三萬人無家可歸。在莫妮克・多娜貝迪安和外科醫師伯納德・安德里亞賢（Bernard Andreassian）的幫助下，我們迅速籌集了二十噸物資和一支主要由亞美尼亞人組成的團隊，準備進行干預行動。可是，蘇聯會怎麼做呢？

多虧貝爾納・庫希內和馬里奧・貝塔蒂的努力，一九八八年十二月八日，聯合國大會通過了第 43/131 號決議，終於確立要「向自然災害和類似緊急情況的受害者提供人道主義援助」。就在同一天，貝爾納・庫希內的辦公室打電話給我們，傳達了一個令人難以置信的消息：我們被批准在亞美尼亞降落了，甚至連簽證都不需要！當然，蘇聯已經不是布里茲涅夫（Brejnev）時代的蘇聯，但如果沒有聯合國的決議，誰知道戈巴契夫會不會同意開放邊境？兩年前，在車諾比核災期間，他就禁止我們提供援助。

現場的工作非常繁重。伯納德．安德里亞賢投入首都耶烈萬（Erevan）的救災，並開始在醫院工作。我是第二批志願者，負責另一座遭難的城市斯皮塔格（Spitag）。周圍所有的村莊都被地震摧毀，當時氣溫是攝氏零下二十度，我們的首要任務是分發毯子、保暖衣物和食物。在一片斷垣殘壁中，一位大約七十五歲的老人向我搭話，他的法語相當流利。這其來有自，當他還是個孩子時，他的家人為了逃離土耳其的種族滅絕而前往法國避難。他後來參加了西班牙內戰的國際縱隊（Brigades Internationales），後來又加入法國抵抗運動的游擊隊（Les Maquis）。他不無驕傲地拿出他的法國抵抗運動義勇軍（Francs-Tireurs et Partisans, FTP）證件給我看。戰爭結束後，他決定回到自己的國家。四十年後，地震奪走了他的財產、他的房子和他的家人……

第二天，我收到了伯納德．安德里亞賢傳來的焦慮訊息。耶烈萬醫院的情況令人焦頭爛額，迫切需要腎臟透析儀來處理壓迫症候群（Crush Syndrome），這是一種遭受壓迫後所導致的腎臟疾病。儘管我已盡我所能從巴黎送來一百多臺透析儀，卻仍然無能為力，眼睜睜地目睹許多病人死去……接下來我繞到列寧納坎市（Leninakan）[23]，那裡有一支法國搜救隊正在一座倒塌的糧倉周圍進行救援，底下仍有不少人被困。多虧得力的法國搜救犬，其中十人得以獲救。

我們的團隊還要忙碌好幾個月，因為仍有堆積如山的工作。之後的幾年，我們也繼續在亞美尼亞進行各種援助工作，從災後重建到為失蹤者的子女提供心理支援等。至於我，則不得不返回巴黎，繼續推動世界醫生組織的工作。

時值一九八九年前夕，大家都在準備風光慶祝法國大革命兩百周年。當時，我們見到了埃德加・富爾（Edgar Faure），在米歇爾・巴胡安（Michel Baroin）不幸喪生於飛機失事後，就由他負責統籌紀念活動。於是我們與他的秘書長皮埃爾・呂內爾（Pierre Lunel），還有他的繼任者吉恩–諾埃爾・珍納尼（Jean-Noël Jeanneney）合作，將《兒童權利公約》（*Convention internationale des droits de l'enfant, CIDE*）草案納入活動，我們也成功地讓聯合國在一九八九年秋季通過了該公約。這是空前的成功，值得普天同慶，在阿爾比娜・布瓦魯夫雷（Albina du Boisrouvray）的幫助下，世界醫生組織決定著手慶祝行動。我們邀請了十五位在世界各地干預行動中遇到的孩子，乘坐由菲力浦・法科（Philippe Facque）船長領航的三桅帆船揚帆出海。他們追溯兩個世紀之前的奴隸貿易路線，從南特出發前往戈雷島（Gorée），靠近達卡（Dakar）、法蘭西堡……在每一個停泊點，他們與當地的其他孩子會合，在行動學校（Action Écoles）教育工作者的幫助下，仔細潤飾決議方案的文本，力求精益求精。他們研究的主題非常廣泛，當然包括學校，還有工作、家庭、毒品、饑餓、戰爭、流亡、賣淫、離婚，以及醫療健保的可及性等。待到船抵達紐約時，他們將決議的副本提交給聯合國秘書長哈維爾・裴瑞茲・德奎利亞爾（Javier Pérez de Cuéllar）。他們在新聞媒體和聯合國兒童基金會（Unicef）代表侃侃而談，毫不怯場，還在秘書長面前發表演講，其中的一段話至今仍讓我記憶猶新：

---

23 現在的名字是Gyumri。

你們發動戰爭，漠視保護我們的同時正在摧毀我們的世界。並非所有不幸的孩子都有機會像我們一樣踏上這段旅程，因此我們大聲疾呼「救命」，並將他們的問題公諸於世。我們代表所有這些受苦的兒童，要求聯合國會員考慮我們的想法，不再讓任何孩子成為戰爭、饑餓、毒品、賣淫以及醫療資源欠缺、教育匱乏、保護和關愛不足的受害者。我們要求通過、簽署、批准《兒童權利公約》，最重要的是在所有國家得以實施。

三十年後，我和阿爾比娜・布瓦魯夫雷又驚喜又感動地發現，這些成年後各奔西東的孩子們，在那次著名的海上航行之後，大多數人仍透過 WhatsApp 群組保持聯繫。

《兒童權利公約》已經得到一百九十三個國家的批准。而相當有趣的一點是，只有一個國家在簽署後尚未批准該公約，那就是美國。

在格蕾塔・童貝里（Greta Thunberg）對我們的輕率和無所作為提出質疑時，這些文字顯得格外令人震撼。關於這次航程的大小細節，都記錄在法蘭索瓦・密特朗本人為其作序的一本合著《如果世上所有的孩子們》（*Si tous les Enfants du Monde*）當中。

在這個史詩般的旅程結束之際，我擔任世界醫生組織主席的兩年任期也到了尾聲，接替我的是雅克・萊巴斯醫生。我當然自豪著這些所取得的成就，但同時也感到心力交瘁。我不知道那些偉大的領袖如何能在公共、職業和個人生活之間遊刃有餘而不至於崩潰。權力的傲慢當然存在，但我已嚐過箇中滋味，說是一種硬性毒品也不為過，我視其如瘟疫並敬而遠之。

然後，隨著時光流逝，不得不說，我開始捫心自問：我們不斷地從這個火場跑到那個火場，從這場災難奔到另一場災難，不停包紮傷口，回到家中喘口氣只是為了能再次出發？我越來越確定，我們的人道主義行動，就像用小勺子想舀乾一整片汪洋一樣。來回奔波的行動使我們的孩子與我們越來越疏離。誠然，正如之前提過的，米歇爾・傅柯在塔聶醫院的行動，讓我更清楚地知道我想捍衛的價值觀。理智上的堅定不移是一回事，但在面對排山倒海的犬儒主義或被縱容的瘋狂行為前，身心所承受的萬念俱灰又是另一回事。

歐洲在前南斯拉夫共和國的失敗

這種突然襲上心頭的沮喪感其實並非偶然。使我的熱情受到考驗的主要原因，來自兩個重大危機……

第一個危機是前南斯拉夫戰爭。一九九一年十一月，武科瓦爾（Vukovar）正發生大屠殺（別忘了，這個克羅埃西亞城市被圍攻時，在該市醫院被抓捕的四百六十多人全數被塞爾維亞軍隊處決）。期間，我被派往貝爾格勒（Belgrade）以南約兩百公里的奧西耶克（Osijek），我從札格瑞布（Zagreb）出發，經過斯洛維尼亞才抵達這個克羅埃西亞的城鎮。聯合國安全理事會宣布停火後還沒有幾天，塞爾維亞軍隊又開始攻占克羅埃西亞的東部。平民遭到火箭推進榴彈襲擊，我和我們在當地的協調員貝爾納・雅克馬爾（Bernard Jacquemart）被困在醫院裡，而且炮彈會落在醫院門前，我們只好把手術室移到地下室，畢竟醫院的確被蓄意當成轟炸目標。不得不說，塞爾維亞的轟炸行為想起來令人不寒而慄：那個準確度是被精算過的，與比亞法拉戰爭時隨意發射的碰運氣炮彈完全不同。在這裡，轟炸可是一絲不苟的。若是他們要瞄準一家醫院，就會對準該醫院轟炸，彈無虛發，顆顆正中靶心。塞爾維亞軍隊高度專業化，以現代的專業技能來伸張祖先遺留的夙怨。我對這種暴力行為和根深蒂固的種族冤仇感到恐懼，這種仇視心態在當地醫師的言辭之間也屢見不鮮。無論是塞爾維亞人還是克羅埃西亞人，即使他們在兒科領域的專業令人欽佩，但當他們告訴我今後與「敵人」進行任何對話都只是白費力氣的時候，還是令我感到驚愕。根據他們的說法，只有與「對面的人」切斷聯繫才能阻止屠殺……《新觀察家》（*Nouvel Observateur*）的資深記者皮埃爾．布朗薛成為這場兄弟鬩牆的受害者，他在克羅埃西亞踩到地雷不幸喪生。他是世界醫生組織的親密友人，一直與他的妻子克萊兒．布里埃（Claire Brière）一起追蹤報導我們的所有任務。

歐洲靜觀其變，無所作為。在巴黎，《費加洛報》讓我寫了一篇專欄文章，標題為「幫助我們分開吧」（*Aidez-nous à nous séparer*），我在文中試圖譴責這種袖手旁觀的現象，並呼籲國際社會進行武力干預。而事實上，這個社會也許不是畏畏縮縮的，而是驚愕：對於正發生在他們眼前的事情一頭霧水。什麼？南斯拉夫？這個以人性化的史達林主義為特色的天堂，這個代表「歐洲馬克思主義政權與天真溫和的資產階級民主制度能相容」的光輝典範，這個藝術與風格的實驗室，這個不結盟運動的推動者，這個靠著工人自治（autogestion）克服了巴爾幹地區自奧斯曼帝國占領結束以來的固有歷史宿命之地，這個展示著聰明的共產主義政權一旦執政會是什麼樣子的櫥窗，這個西歐所有左派活動分子心目中位於家門口的古巴，這個南斯拉夫，竟然在其領袖狄托（Tito）離世後，立即在我們眼前解體？

我和我的朋友米歇爾－安托萬．布爾尼耶（Michel-Antoine Burnier）經常一起議論時政，他是相當有名望的記者，也是個大作家，有時會幫我釐清並構建一些想法。

要瞭解南斯拉夫的問題，需要掌握三個關鍵。第一個關鍵是上述的狄托元帥以鐵腕政策（但帶著微笑）進行統治，猶如在沸騰燉鍋上緊緊悶上一個鍋蓋。第二個關鍵是狄托政權在南斯拉夫聯邦不同族裔群體之間實行嚴格的隔離，但塞拉耶佛（Sarajevo）是個著名的例外，它是文化交融的絕佳典範。因此，塞爾維亞族仍然與塞爾維亞族在一起，克羅埃西亞人也只與克羅埃西亞人在一起，蒙特內哥羅人和波士尼亞人亦是如此。但由於這個國家花了點時間進行現代化，各族群的飛地現在都有高速公路能互相連結。也因此，一旦戰爭爆發，經常可以看到一個村莊的民兵直接開上高速公路，就可以到達另一個住著可恨對手的村莊，迅速將其屠殺之後，帶著完成任務的成就感，回頭循著來時路返回家園。當我在塞爾維亞族的轟炸之後進入其中一個村莊時，我感受到與當時歐洲其他地方有著天壤之別：轟炸非常有效率，街道上都是屍體。同行的還有一位在歐盟工作的德國上校，這位上校年輕、聰明又魅力十足，但是我們走下四輪驅動車之後，我注意到他似乎身體不適，而且越來越不舒服的樣子。經過詢問，我才知道他從未見過任何死人。這與我們所認知的德國上校制式形象不符。看來四十年的歐洲統合過程，徹底改變了不少事情。

最重要的是第三個關鍵，那就是我們在不知不覺中目睹了第二次世界大戰的最後一幕，或者更確切地說，是最後一幕的最後一個場景。克羅埃西亞人和他們的烏斯塔沙（Ustaše）政權曾與納粹並肩作戰，而勇敢無畏、膽識過人的塞爾維亞族則以頑強抵抗占領者聞名。要填補兩邊的落差，勢必在整個地區掀起一場腥風血雨的政治清算。但是在某種程度上，狄托將整盤局勢凍結在二戰最後一聲炮響之際，可以說他在歐洲部分領土上按下了歷史暫停鍵。將近四十年過去了，人民重新開始「討論」之前被擱置的問題……但他們並非唯一這麼做的人，法國高層就有個無獨有偶的例子：法蘭索瓦．密特朗本人就明顯偏向塞爾維亞。我們則殫精竭慮，試圖以精采的行動喚醒公眾輿論，例如在克羅埃西亞南部的杜布羅夫尼克

（Dubrovnik）被圍攻期間舉辦芭芭拉・韓翠克絲（Barbara Hendricks）的音樂會，或與世界醫生組織主席賈奇・瑪穆（Jacky Mamou）聯名發表標題為「米洛塞維奇＝希特勒」（Milosevic ＝ Hitler）的專欄文章，但我今天才恍然大悟：我們當初完全搞錯重點。密特朗在貝爾納・庫希內深思熟慮的建議下，前往塞拉耶佛進行了一次旋風式訪問，讓負責總統安全的最高單位膽戰心驚（當然要安排幾架戰鬥機來保護總統專機）。這是一個相當重大的政治舉動，也許純粹只是象徵意義，但能有效喚醒決策者，尤其是美國人。就這樣，比爾・克林頓（Bill Clinton）轟炸了幾個塞爾維亞陣地（還不忘炸了一座中國大使館來虛張聲勢），吹哨宣告戰事結束。

但對我們這些在現場的人來說，什麼大規模的戰略願景一點也不重要。我在比亞法拉戰爭時代認識的好友，塞爾維亞籍的麻醉師佛拉登・拉多曼（Vladan Radoman），發表了一篇尖刻的文章，並把我們組織的名字改成「無恥界醫生」（Médecins sans Scrupule）。還好我們後來沒有避不見面……在現場，當下的悲劇已讓我們應接不暇。我本身曾兩次進入被圍困的塞拉耶佛，我在那裡遇見聯合國人權高級專員塞爾吉奧・維埃拉・德梅洛（Sergio Vieira de

Melo），他躲在一個地下防空洞裡，即使在絕境之中依然極有效率地展開行動。他後來在巴格達不幸身亡。和其他人一樣，我也走過著名的狙擊手小巷（Snipers Alley），在這裡必須跑得非常非常快，才不會被埋伏的狙擊手射中。我協助電影製片人阿藍・柯諾和娜蒂妮・特蒂迪昂（Nadine Trintignant）為札格瑞布的孩子組織了一個盛大的耶誕節。我就如人們口中所說那樣在戰地走透透、四處巡迴、會見在當地的世界醫生組織團隊並為他們加油打氣，同時也趁機向這些充滿勇氣、做事又有效率的年輕人致敬。世界醫生組織出版的一本書中，詳細描繪南斯拉夫所經歷的人間煉獄。克萊兒・布朗杰(Claire Boulanger）、巴斯卡・德洛什(Pascal Deloche）、勃爾納・雅克馬爾和菲力浦・格朗瓊（Philippe Granjon）記錄了一百二十名來自各種族社群受害者的慘痛指控，並以此書為他們伸張正義與尊嚴。我則回到巴黎，向大家交代情況，但仍然有一種「我們只是在原地踏步」的感覺，並開始懷疑人道主義行動在政治層面其實無能為力。

然而，波士尼亞戰爭出乎意外地將戰線延長到法國本土：利昂・施瓦岑貝格（Léon Schwartzenberg）教授在貝爾納－亨利・李維的幫助下，決定在歐洲選舉中提出一份名為「歐洲始於塞拉耶佛」的候選人名單。我和幾個朋友共襄盛舉，造成相當大的轟動，我們甚至達到了一〇%的投票意向關鍵門檻。職業政治家們開始憂心忡忡地視我們為假想敵。但我們其中有些人認為，我們的目標並非贏得選舉，而是造成政治影響，這麼說的話倒是已經實現了。我們最後撤回了候選人名單，利昂．施瓦岑貝格對此大為光火。總之，我們不會成為歐洲議員了。

當時，我們主要希望每位歐洲議員都把波士尼亞放在首位。隨後的事情大家都知道了：在塞族部隊連番轟炸以及簽屬《岱頓協定》（*Accords de Dayton*）之後，塞拉耶佛於一九九六年二月二十九日解除圍城之擾，使得首都的穆斯林人口有了喘息機會。但更重要的是，國際社會對波士尼亞人的支持，遏止了激進伊斯蘭主義在該地區蔓延的趨勢。

盧安達的種族滅絕

我第二次感到信念動搖的時刻是在一九九四年，當時二十世紀最大宗的噩夢才剛上演：盧旺達的種族滅絕行動。三個月內就死了兩百萬人，直到保羅．卡加米（Paul Kagamé）的盧安達愛國陣線（FPR）部隊在七月決定揮軍進入首都基加利（Kigali）。在此之前，所有人以聯合國為首，都只是袖手旁觀，以至於後來聯合國秘書長科菲．安南（Kofi Annan）不得不承認過失。在基加利當地，只有少數記者和兩個非政府組織，也就是國際紅十字會和無國界醫生組織。電影製作人兼記者吉恩－克里斯托夫．克洛茲（Jean-Christophe Klotz）雖然傷勢慘重，還是成功地拍攝了一部見證和警示的紀錄片[24]。

貝爾納．庫希內和米榭爾．邦諾不斷來回奔走、大聲疾呼，竭力敲響所有能敲的警鐘，並向政府最高層級發出警告。我們現在知道法國政府在盧安達悲劇中扮演了多麼不負責任的角色，就像只知惹事而不懂收拾殘局的巫師學徒。所幸，最後終於在聯合國的支持下，於一九九四年六月二十二日啟動了旨在建立一個人道走廊的「綠松石計畫」（Opération Turquoise）。一百萬個盧安達人逃到了薩伊（Zaïre）[25]。人們後來指責這次行動未能阻止某些大屠殺，還讓許多造成胡圖族滅絕的兇手得以逃脫。

所以我前往薩伊的戈瑪（Goma），隨同的還有在基加利市郊管理過世界醫生組織團隊的布莉姬・梅特，以及一支世界醫生組織的團隊。我們乘坐一架由南非飛行員駕駛的比奇（Beechcraft）六人座小飛機，從肯亞的奈洛比（Nairobi）起飛。戈馬是基伏湖（Kivu）湖畔的一個漂亮小城，位於幅員廣大的薩伊和小國盧安達的邊界上。我目睹的景象讓我驚愕地幾乎喘不過氣來。在通往機場的路上，兩旁都是堆積如山的屍體。由於該地區是火山地帶，難民被集中在一大片黑色熔岩地上；熔岩堅硬如玻璃，無法挖掘，因此無法掩埋屍體。有一百萬人聚集於此，圖西族和胡圖族都有，後者大部分是藏身在難民營中的種族滅絕者。在這種不堪的情況下，又爆發了霍亂。雖然所有國際組織都在現場，尤以國際紅十字會和世界衛生組織為首，但令人費解的是，他們花了很久的時間才隔離霍亂弧菌菌株。這次疫情造成了十萬人死亡，其中大約七〇%為兒童。美國人在附近駐紮了軍隊，也具備必要的資源，但他們沒有採取行動，因為他們最近在索馬利亞的不幸遭遇讓他們綁手綁腳、動輒得咎。他們當時

24 Jean-Christophe Klotz, *Kigali, des images contre un massacre*, 2006.

25 譯注：現為剛果民主共和國。

不僅公開受辱，還失去了一些士兵，美國選民自越南戰爭以來就對這種事情忍無可忍。法國「綠松石計畫」的士兵盡力挖掘壕溝掩埋屍體，有時會使用推土機，但絕大多數屍體先是被燒毀，然後在毫無人性的種族滅絕者胡圖民兵的監視下，簡簡單單地被扔進基伏湖。我們駐紮在帳篷裡，不斷在霍亂橫行的泥濘中跋涉，不停地進行援助，尤其是治療嬰兒。

雖然在種族滅絕期間，除了無國界醫生組織和紅十字會之外沒有任何非政府組織介入，然而在這次疫情爆發期間，超過五十個非政府組織派遣團隊抵達現場，媒體也重新露面了。

人們經常將盧安達的種族滅絕與納粹屠殺猶太人相提並論，但我認為這兩者之間有一個重大的區別，那就是進行的速度。讓我解釋一下：迫害猶太人的行動從一九三三年希特勒上臺時就默不聲張地開始了，但在一九四二年的萬湖會議（Conférence de Wannsee）後，這場迫害開始趨向瘋狂、制度化，甚至近乎工業化的程度，直到一九四五年德國投降才得以告終。這相當於處心積慮十多年的計畫，事前準備也有條不紊，最後幾年才在集中營進行屠殺。而基於種族主義、優生學和衛生學上的狂妄幻想，納粹也逮捕了吉普賽人、同性戀者、精神病患者和共產黨員，而且好像還不夠似的，還順便逮捕了斯拉夫人。所有這一切都是在最秘而不宣的情況下勾結串通好的。但是在盧安達，一切都是在光天化日之下的公開行動。千山之地廣播電臺（Radio Mille Collines）發出指令之後，每個人就去進行屠殺，彷彿下田工作一樣稀鬆平常：他們早上出發，邊哼歌邊殺人，晚上收工回家喝啤酒，解除一天的疲勞。在鄰國和國際社會眾目睽睽之下，也完全沒想到要遮掩罪行，彷彿只是做了一項政府當局交付的工作，而且是再平常不過的工作。這讓人眼前不只出現一個問號，還出現一個深不可測的鴻溝，深得讓我頭暈目眩。

過猶不及。我是否在戈瑪執行著「多餘任務」？也許是吧。也許還有累積效應，各種可怕的事情一個套著一個，比亞法拉、薩布哈和夏提拉、南斯拉夫，現在則是戈瑪……童年時期在布馮中學聽聞的英雄事蹟，雖然對我來說近乎抽象，但他們的抵抗精神始終激勵著我，而且崇高到一個幾乎非人性的層面。多年來，只要我被告知有一部分人類處於危險之中，我就天真地如初生之犢般埋頭往前衝，我也每次都告訴自己，人道主義行動會因此名留青史，正義終將高歌凱旋。但事與願違。回到法國，我開始對共產主義垮臺後留下的歷史觀點產生質疑。直到那時，這段歷史確實有其意義，福山（Fukuyama）甚至也預告了「歷史之終結」[26]，因為邪惡勢力的堡壘城牆終於倒塌了，我們幾乎連手指都沒彈一下，它就自己倒了。我們倏然發現，這兩大陣營至少有一個附加價值，那就是許多民族、地區、宗教和部族的新仇舊恨都被遏制在它們愚蠢的勢力範圍之中，而這些仇恨又出人意料地在各地死灰復燃。一堵高牆倒下了，但是在全世界瀰漫的不是自由，而是所有不滿和壓抑涓涓滴滴的匯集，並汨汨隨波逐流，如今已觸及我們的海岸，在地中海蔓延。

當時很可能只有我一個人懷有這樣的想法。為了讓自己清楚一點，我寫了一封信給世界醫生組織當時的主席伯爾納・格蘭瓊（Bernard Grangeon），但還是無濟於事。

直到最近我才重返該地區，這次是代表阿爾比娜・布瓦魯夫雷的ＦＸＢ協會前往盧安達當地；該協會以她兒子的姓名縮寫命名，他在巴黎－達卡拉力賽中駕駛直升機不幸遇難。我在五十年的人道主義行動生涯中遇到很多積極活躍的見證者，阿爾比娜・布瓦魯夫雷是其中最耀眼、最觸動人心和最有魅力的一個。她是身價不凡的玻利維亞錫業大王繼承人、貨真價實的法國貴族之妻、各種角逐鬥爭的全才、六八學運的狂放分子、超前部屬的環保主義者、出類拔萃的電影製片人，也是痛失愛子而悲痛欲絕的母親。她似乎同時在不同的社會圈子中過著多重生活。而她為窮人、病人和被遺棄者服務的行動，將這些生活凝聚重疊在一起。她為盧安達婦女的小規模經濟活動注入活力使其起死回生，也在瑞士建立尊重生命的安寧緩和醫療，為人們帶來救贖的動力……三十年來，她的生命完全奉獻給了ＦＸＢ協會，而她的協會也建立了一套在全世界消除貧困的模式，尤以盧安達的成果最為顯著。一開始是以一個家庭同意收留愛滋病孤兒為開端，然後她創立了消除極端貧困最具創新性的制度之一：她的協會將提供這些家庭為期三年的臨時援助，幫助他們擺脫貧困（提供住房、教育、醫療和糧食），但更重要的是協助他們找到能賺取收入的活動，使生活能夠自給自足。

26 譯注：法蘭西斯・福山在《歷史之終結與最後之人》（*The End of History and the Last Man*）書中提出，西方國家自由民主制的到來可能是人類社會演化的終點、是人類政府的最終形式；此論點稱為「歷史終結論」。

無論如何，盧安達無疑是傳統人道主義的一次重大失敗。傳統人道主義使我們相信可以在干預的同時，也推動關於醫療的國際法。又一次，就像在前南斯拉夫一樣，聯合國派駐當地的軍隊束手無策，政治當權者則如冷血怪獸般無情（儘管政治權力本身並非實體，但卻是人類意志的呈現，因此至少在理論上是有可能改善的……）貝爾納·庫希內曾多次親臨現場，他總是掛在線上與愛麗榭宮和外交部通話，但電話那頭只有親切而心不在焉的聾子。法蘭索瓦·密特朗親胡圖族的傾向是肯定的，就像他在前南斯拉夫戰爭時也偏向塞爾維亞族一樣，他可能認為這只是非洲習以為常的一場「部落動亂」。盧安達的當權者就跟巫師的學徒一樣。那些直接操控這場悲劇的人現在分為兩個陣營：以現實主義為名安於現狀的犬儒主義者，和那些內心深感羞愧的人。

這些回憶很不幸地呼應了目前讓我們深受其害的新冠肺炎疫情。在我執筆的此時此刻，這場疫情已奪走五百多萬人的生命，接近歷史上最大規模的屠殺人數。在國際社會、政治範疇和公共衛生領域的各個環節中，那些知道或至少有能力瞭解情況的人，要麼不知道、要麼不想知道疫情來勢洶洶，或許他們只是心想：反正最後一切都會解決的。說得更直白一點，他們怠忽職守。這是一種典型的責任分散現象，我可以理解，但「預防勝於治療」這句格言仍然有一定的道理。前法國衛生部長的羅絲琳．巴舍洛（Roselyne Bachelot）反應過度，訂購了九千五百萬劑量的H1N1流感疫苗時，受到公眾輿論用最殘酷的武器——冷嘲熱諷——大加撻伐。現在我們知道她是對的，大家卻迅速轉移了話題。

此外，比爾．蓋茲、美國中央情報局、經濟學家賈克．阿達利（Jacques Attali）和許多科學家曾不遺餘力地提醒我們可能發生的災難性事態（Scénario-Catastrophe），而這種事態已活生生在我們眼前成為現實，他們只需要研究最近幾年出現的其他流行病毒發展趨勢就夠了。掌握了這些警告，主要的強權大國政府就有責任制定預防計畫，更不用說應對危機的計畫了。可喜的是，疫苗接種活動在許多國家已經達到目標，但在這一過程裡，對於發展中國家卻未盡前瞻性和有效性之責。

庫德斯坦或人道主義的侷限

我不太常有機會在庫德斯坦進行干預行動，但我對那裡的一次任務有著苦樂參半的回憶。那清楚地說明了我當時的感受，以及逐漸向我襲來的倦怠感。我在那裡遇到一些很了不起的人，首先是我之前提過的加思穆羅博士，其智慧與高貴勇敢的情操不相上下。事實上，加思穆羅就像其他許多人一樣，不得不接受伊朗領袖何梅尼的革命，然後就被德黑蘭政權暗殺了，這樣的命運與其人民的命運非常類似。庫德斯坦被包夾在土耳其、伊朗、伊拉克、敘利亞和俄羅斯這五個政局不穩定的國家之間，維持著相當脆弱的勢力平衡狀態；其沒有出海口，受伊朗嚴密監視，與土耳其的艾爾段（Erdogan）政權也誓不兩立。庫德族在敘利亞被美國人利用之後又被甩掉，在伊拉克則是巴爾扎尼（Barzani）和塔拉巴尼（Talabani）這兩個主要封建氏族內鬥的獵物。儘管如此，庫德族仍然是該地區思想最「開明」的人民，例如他們男女之間的地位相對平等。

我在第一次波斯灣戰爭期間前往庫德斯坦，因為世界醫生組織為了能在邊境一開放就進入伊拉克，於是在約旦成立了一個特派團。美國的轟炸一停止，我們就走遍大半個伊拉克進行任務，一九九一年二月時甚至探討在巴斯拉（Bassorah）和摩蘇爾（Mossoul）計劃行動的可能性。

我注意到一個相當生動有趣的小細節，就是在庫德斯坦地區仍然掛著薩達姆．海珊的大型肖像，但是這些肖像都被子彈打得千瘡百孔，像個漏勺一樣。看來是人民發洩了滿腔怒火。而且由於伊拉克獨裁者太「別出心裁」，在一九八八年時以毒氣殺害了哈拉卜賈（Halhabja）省的五千人（其中大多數是平民），所以國際社會最後在伊拉克北部的艾比爾（Erbil）周圍拼湊出一個安全區域。薩達姆．海珊見此情景，乘隙在該國南部屠殺了大約八十萬名平民，只因他們不幸屬於什葉派。

過了幾年之後，我在二〇〇八年被貝爾納．庫希內派往 Erbil 評估庫德斯坦自治區的衛生需求，在那裡有我們英勇的領事弗雷德里克．蒂索（Frédéric Tissot）。即使他在執行海地任務時，因為一次悲慘事故使他下半身癱瘓、從此只能坐在輪椅上，卻仍單槍匹馬地代表法國行使外交任務。

我的任務很普通，就是「為伊拉克庫德斯坦（Kurdistan d'Irak）制定一個公共衛生總體規畫」，但有件事情還是出乎我意料之外，而且令我相當不快：回到法國後，我被外交部長貝爾納．庫希內的辦公室主任召見，他把一篇來自《巴克實事》（*Bakchich Info*）的文章直遞到我的鼻子底下，那是當時一家半仿諷風格的報刊，文章大意是說貝爾納．庫希內部長的朋友們正在庫德斯坦大肆斂財。我寫了一份答辯狀，強調自己在任務範疇內並未獲取酬勞……他們後來道歉了，但是在毫無心理準備的情況下被劈頭蓋臉地責備，還是令人很不舒服，尤其是他們根本搞錯對象。

每個人都很清楚正在我們眼前上演的悲劇：在敘利亞庫德斯坦，聖戰主義分子（Djihadistes）的家人已經在難民營中生活了將近五年。有兩百名法國兒童與他們的母親一起被困在那裡，其中有些孩子是在難民營中出生的；而且幾乎所有孩子進入難民營時都還不到六歲。這些兒童生活在臨時搭建的帳篷裡，周邊圍著鐵絲網和武裝警衛，在寒冷和泥濘中度日。他們沒有接受教育，也沒有得到醫療照顧，更沒有任何心理輔導。法國得視個案的情況才允許他們回到法國本土。當務之急將他們遣返回國，讓這些母親在法國接受審判，而孩子們由他們的家庭或國家機構收容。他們必須馬上回國，不然就為時已晚。這也是國際《兒童權利公約》的要求。我很清楚我們當前正處於選舉期，但我再次認為必須緊急採取行動。

在全球這些重大悲劇中，可以說非政府組織承擔了一部分失敗的責任。然而對我們來說，這也許是重新審視非政府組織概念的大好機會，認清其弱點與缺點，也展望順應未來的可能性。

事情的根源有跡可循：畢竟，我們只是取代了教會的地位，皇家當權者以慈善的名義將廣義的社會工作任務發包給教會，有點像埃及從沙達特（Sadate）政權開始就將社會工作外包給穆斯林兄弟會（Frères Musulmans）一樣；若後者想要爭奪實權，就會被監禁並處以絞刑。但是宗教的慈善傳統並未失去活力。從我們法國自己的文生・德保祿（saint Vincent de Paul）神父開始，宗教慈善事業開枝散葉，各種活躍的協會與組織欣欣向榮，如天主教慈善救濟會或國際明愛（Caritas），更別說還有馬爾他騎士團了。

在這方面，國際形勢有一些令人驚訝的情況。根據專業網站「非政府組織顧問」（NGO Advisor）在二〇一六年的統計，世界上最有影響力的前十名非政府組織，不一定是我們想像中的那些（當然，紅十字會不包含在內）。榜首是孟加拉的非政府組織「孟加拉鄉村發展委員會」（BRAC），成立於一九七二年，擁有一萬八千名員工和六・三二億歐元的預算。它是一家從小額信貸熱潮中發展起來的組織，不僅介入衛生領域，在教育和農業領域也發揮作用，而且活動範圍不只限於亞洲。亞軍則是無國界醫生組織，擁有三萬名員工及一四・五億歐元的預算（與紅十字會的預算非常接近），這個創紀錄的數字所向披靡，幾乎全部來自私人捐款。樂施會（Oxfam）是一家英國的非政府組織，擁有一萬名員工和一〇・七億歐元的預算，主要致力於解決貧困問題，以英國的特殊風格推動國際團結互助方面的任務。擁有三千兩百名員工和一・五億歐元預算的國際助殘組織則是一個特殊案例，他們最初專門協助戰爭傷患（無論是在戰鬥中受傷或是觸及殺傷地雷而掛彩者，他們後來甚至推動聯合國投票禁止這些地雷）。在排行中還可以看到丹麥難民援助委員會（Danish Refugee Council），它最初專門接待在一九五六年蘇聯出兵鎮壓布達佩斯後流亡異鄉的匈牙利難民。最後還有幾個總部設在美國的非政府組織，如阿育王（Ashoka）、聰明人（Acumen）或美慈組織（Mercy

Corps），它們都有自成一格的特質：員工很少、資源很多、行動宗旨在於促進或發展具有創新或社會團結目標的小型企業，符合美國人「大助自助者」的原則……另一家美國非政府組織「治療・暴力」（Cure Violence）則有一個別出心裁的口號，提議「將暴力本身視為一種疾病並予以治療」。

你沒看錯，大多數在這個排名中的非政府組織都來自西方國家，例如歐洲或美國，中國、俄羅斯、非洲、中東和南美都不在其列。然而，這不代表這些地區沒有「小型」非政府組織從事值得欽佩的工作，只是它們不善於聲張，例如卡梅爾・莫漢納在黎巴嫩的AMEL協會就足以證明此事。

那麼我們該怎麼辦呢？既然不缺資金，協會架構和善心人士也一應俱全，那麼事不宜遲，當務之急就是重新思考非政府組織的目標，這也勢必將大幅影響其工作效率。我們順便可以花點時間稍微討論一下「資金」這個棘手的問題。大多數歐洲非政府組織的預算幾乎都仰賴歐盟或國家補助，因為它們從事的工作是國家所需要的，但無法或不願以國家名義直接進行。唯一一個完全依靠捐款的是無國界醫生組織，而且也是最腰纏萬貫的組織。這就是它可以完全獨立運作的原因。最高度的行動效率就是創造一種新的方式，盡可能地對政治勢力施壓，讓行動染上濃重的政治色彩。

從這個角度來看，這樣的機制有目共睹，而且運行良好，我在很久之前就已經多次親身經歷。而且我對人道主義的熱情從一九八五年起也更上一層樓，因為法國的世界醫生組織已經成為專門處理社會排斥問題的機構，特別是在制定和實施旨在減少吸毒者風險的政策方面（更重要的是與愛滋病有關的風險）。實際上，讓我更堅定付出熱情的原因，是這項政策後來被延伸到國際社會上。有人可能會說，我們將第三世界當作菜鳥醫師的培訓場所和歐洲專屬的實驗場地，可事實並非如此，因為我們之間屬於良好互動的性質。我們在法國實行的減少吸毒者風險政策後來也在越南推行，那裡的政府有時可能腦袋比較僵化，但最終也承認問題確實存在。要知道，現在最好的海洛因產自越南，儘管政府當局嚴重打壓，吸食鴉片的習慣仍然被社會廣泛接受。也因此，越南的販毒活動相當猖獗，被抓到的人直接打入大牢，而牢房中往往多人同處一室，無疑是愛滋病感染的溫床，惡性循環生生不息於其中。我們成功地在當地推動美沙酮替代毒品計畫，而我也親身參與其中，並前往奠邊府盆地與少數民族會面，致力推動這項由精神科醫師吉恩－皮埃爾．賽略德在法國比亞里茨（Biarritz）和巴約訥執行過的專案。如今越南人不再需要我們才能順利執行他們的計畫，我們自己也從這些干預行動中汲取了寶貴教訓。艾倫．德洛什和艾瑞克．希松創建的「希望之鏈」（La Chaîne de l'Espoir）也是如此，該機構最初是將患有嚴重心血管疾病的幼兒接來法國，為他們進行手術，治癒後再將他們送回自己的國家。

而今，越南的兒童不用再被送到法國，在當地就可以進行手術，這全是尚．卡朋蒂耶教授的功勞；他在當地建立了醫療機構，其醫療品質不亞於最負盛名的機構。這種模式已經被推廣到阿富汗的喀布爾和塞內加爾的達卡。這是一種大氣又英明的全球化形態，與具有破壞性的「齊頭式全球化」相去甚遠。南方國家（我們有時不假思索地用這個術語來稱呼最不繁榮的國家）非常擅於利用西方國家（這個術語同樣不太恰當）開發的技術來獲益。由於塔利班政權上臺，喀布爾的婦幼醫院目前面臨的局勢非常令人擔憂。我們只能希望他們不要摧毀「希望之鏈」十五年來勞心勞力的成果。

此外，我衷心呼籲各界重新審視非政府組織概念的心聲，也許能透過這樣的全球化來實現，並加強各個組織之間的聯繫，這樣的話當一個組織在某地進行干預活動時，所有其他組織都將予以支持。

當然，所有這些都需要時間，不可能在一個世代甚至一生的時間內完成。但是，如果一項措施已經不可思議地被公眾輿論接受，接下來的進展即可如風馳電掣般快速。前面提到過的那些年輕黎巴嫩非政府組織，就是一個讓我安心的例子。我對它們寄予厚望。

順帶一提，我仍然相信非政府組織不僅要像現在那樣繼續維持與政府的合作關係，而且必要時還需要與軍方合作。我知道這個觀點可能會引起爭議，然而，我記得在我在聖丹尼大學開設的校頒文憑第一期課程當中，除了邀請政治學院的學者、法律學家、梅里埃研究所（Institut Mérieux）的主管、安德烈．格魯克斯曼，還有一些層級最高的軍官，特別是托曼（Thomann）將軍。他是法國聖西爾軍校（Ecole Spéciale Militaire de Saint-Cyr）畢業的傘兵，也是第一海軍陸戰傘降團第六團的前任指揮官，在高階軍事等級當中是個相當不尋常的人物。在法國，所有的人道主義軍事行動當中都可以見到他的身影（從查德到盧安達，再到庫德斯坦），也參與了一九九五到一九九六年結束南斯拉夫衝突的《岱頓協定》，更在一九九九到二〇〇〇年擔任北約駐科索沃維和部隊（Kfor）的副指揮官，以及二〇〇三到二〇〇五年陸地反應部隊的指揮官。他身為陸軍上將，對人道主義行動問題卻有異乎尋常的瞭解，這應該是來自他在該領域的長期實戰經驗。他目前在政治學院授課，也參與我們在巴黎第八大學的「人道主義法律和戰略校頒碩士文憑」的課程。傘兵的硬漢外表，始終擋不住他莫逆於心和堅定不移的忠誠。他的教誨對我們的學生來說，是千金不換的無價之寶。

我們都很清楚彼此想法上的差異，但只要有可能，我們也很樂意互相幫助。畢竟，軍隊裝備精良、組織有序，還掌握不少資源，而法國在全球各海域的島嶼屬地，雖是昔日法蘭西帝國風華褪盡後的點點塵埃，倒也為軍隊提供了幾乎無限的後勤支援能力。

二〇〇五年，一場可怕的海嘯席捲泰國、印尼和馬來西亞的許多沿海地區，甚至遠及印度孟加拉灣，所有非政府組織幾乎立即總動員參與救難任務。我在第二階段也執行了一些工作，主要是與ＦＸＢ協會聯手展開一項計畫，幫助漁民重建被毀的船隻並重新開始工作。當時的情況非常混亂：每個人都想伸出援手，來自世界各地的非政府組織因而互相掣肘，而且即使大家滿腔熱忱，卻沒有一個組織有足夠的後勤資源來應對這場災難。但是，法國在吉布地其實有一個海軍航空基地（並不只法國有基地，中國人最近也在那裡建立了基地），動用這些軍事資源來援助眾多驚慌失措的平民是很可行的，在我看來也理所當然。事實上，後來是英國皇家海軍的一艘直升機航空母艦迅速駛向印尼海岸，非常有效率地執行這項任務。未來的行動方向可能類似妮可・蓋德（Nicole Guedj）當時想要推動的方案：在聯合國的主使下，建立一支紅盔部隊作為國際人道特遣隊，就像原有的藍盔部隊一樣，隨時待命前往全球任何地方進行干預。

而目前海地所經歷的無休無止悲劇，也讓我的想法更為堅定，因為法國不缺海軍航空基地，美國更不缺。智利和哥倫比亞軍機最近剛參與援助行動。軍方能夠提供計畫縝密的大規模緊急干預，且完全合適。在重大地震發生時，拯救死者為時已晚，但若要防止傷者不治，每分每秒都至關重要。雖然非政府組織能夠緊急建立野戰醫院，但他們無力承擔為每次災難建立長期援助機構的高昂代價。

在某些情況失控時，我們這些非政府組織無法負荷規模龐大的災難，而我認為應該毫不猶豫地與軍方合作或尋求他們的幫助。這是理所當然的。我這個觀點有時會招致謾罵，我也承認這個想法可能會讓人氣得咬牙切齒：軍人的職責是打仗，而我們認為非政府組織不管在任何情況下、無論他們站在哪一邊，都不應該與那些發動戰爭的人勾結。這是屬於絕對和平主義者的立場，即使我們經常有機會驗證其局限性，但也不失為可敬的立場。不過我還是堅持己見。

不久之前，在索馬利亞，一些由法國軍隊保護的非政府組織有時也會受到當地正宗軍閥的保護，這些軍閥非常樂於以他們令人生畏的四輪驅動車護送非政府組織的車隊……這是我們目前能接受的最大極限。順帶一提，這些極限正逐漸成為常態：我們也已經看到許多國家現在真的太危險了，非政府組織擔心遭到綁架或斬首，正一個接一個地撤離。暫時的解決之道，是將人道主義工作分包給當地的非政府組織；這當然不是說他們的成員可以代替我們的人去被斬首，主要是因為他們在當地不是太惹眼，所以比較不會遭遇危險，尤其不會那麼容易被擄人勒贖。外國醫師或護理師的贖金是一門相當有利可圖的生意，更不用說媒體炒作綁架事件，為他們帶來的利益更大……

我還要補充一點，那就是「醫療型」非政府組織並不是唯一受攻擊的目標，只要是對於人權問題稍微有點警覺的組織，例如國際特赦組織（Amnesty International）或人權觀察（Human Rights Watch），都會受到獨裁者和專制政府的強硬以對。我們就舉兩個例子。中國和俄羅斯一貫地攻擊那些與他們作梗的人道組織，指責他們是邪惡的境外勢力或國內非政府組織的外國代理人。因為只要是外國，就是該被譴責的敵人，即使是假想敵亦如此。這是一種卑鄙的老把戲，在當前的反疫苗接種示威活動中表現得淋漓盡致，當然，對他們而言，疫情的罪魁禍首就是猶太人。這是一種中世紀很流行的「爬蟲動物式思考模式」，曾在德雷福斯事件（Affaire Dreyfus）時期死灰復燃。我們希望納粹時期的瘋狂行徑已經幫我們打了預防針，對這種思維方式能從此免疫。

改變社會風氣和作法的訣竅一如既往，當初是由「解放墮胎和避孕運動」（MLAC）在一九七〇年代初期提出的：透過一個典型案例，找出因制度不公正而受害的人，再利用一場審判讓問題公諸於世；引起輿論的廣泛關注之後，施加各種壓力迫使當權者採取行動。在群情議論推波助瀾之下，當權者將制定一項法律來解決問題……簡單來說，就是查獲非法行為，並透過適當的炒作，將其合法化。當然，當負責這項任務的部長是西蒙娜．薇伊，而目標是婦女權利時，那所有理想條件就齊聚一堂了。

共和國的血腥之夜

我陷入沉思，覺得自己在各條戰線都已經或多或少盡了份內之事……從戴高樂時期的西非、密特朗時期的非洲大湖地區（Grands Lacs）災難，再到法國的大規模社會排斥問題。我期待新世代最終能發明一種新的方式，使我們可以精益求精，不再有原地打轉的錯覺。

二〇一五年十一月十三日那天，我參加了我的朋友安德烈．格魯克斯曼的葬禮，回家的路上，心情哀痛欲絕。他黯然神傷地離世，因為他看到自己年老力衰，也在朋友和家人眼裡看到自己如此這般。他才剛出版《伏爾泰的反攻》（*Voltaire Contre-Attaque*）這本書，並在裡面題獻了幾句話給我：「身體健康，心靈健康，致上全心全意的友誼。」他以這本書向邪惡之人、宗教野蠻主義、政治的絕對權力、宗派主義和酷刑宣戰，媒體形容這是來自「執著的人權知識分子」的呼聲。我意識到他一直都在，我參與人道主義行動已經過四十年了，記憶中他一直都在。無國界醫生和世界醫生組織內部危機期間，他在；黎巴嫩戰爭，他在；越南船民事件，他在；米歇爾．傅柯的塔聶講座，他在；打擊愛滋病，他也在。

很少人知道他是一位舉世無雙的活動策劃者，「為越南出一艘船」的行動能大功告成，就是他和他的妻子芳芳（Fanfan）與貝爾納・庫希內攜手合作的成果；雷蒙・阿隆與尚－保羅・沙特在拯救受害者的議題上超越左派右派的執著進而冰釋前嫌，也是他的功勞；在亞美尼亞耶烈萬地震時，鞏固人道干涉權使其更無懈可擊的，也是他；在我無法應對災難的規模而不知所措之際，他遞給我一張紙條，上面龍飛鳳舞地寫著勒內・夏爾（René Char）的一段話：「若欲有非凡之事發生，則必置身於自身之外，於淚水之巔，於饑荒之軌，唯此之中，才是屬於我們的奇蹟。」

就像所有葬禮一樣，他的葬禮也令人肝腸寸斷。但在那裡，我見到了一個動人的場面：家庭成員、朋友、人道主義者不分彼此聚集一堂。特別是貝爾納・庫希內、亞克・貝赫斯和其他運動的創始人，還有政治人物芙樂・佩瑞琳（Fleur Pellerin）、尼古拉・薩科吉（Nicolas Sarkozy）、賈克・朗（Jack Lang）、丹尼爾・龔－本第（Daniel Cohn-Bendit）都出席了。另外是哲學家、車臣抵抗者、圖西族倖存者、伊朗人民聖戰者組織成員，他們都來自最近歷史中的某個事件。拉雪茲神父公墓（Le Crématorium du Père-Lachaise）的火葬場很少見到組合如此多元的送葬隊伍。然後我們去他家大笑，跟他的妻子芳芳、兒子拉斐爾和許多老朋友一起笑，因為每次參加葬禮後我們總是會想辦法笑一笑。我最後看了一眼他堆滿了書的書桌，將這個畫面牢牢記在我的腦袋裡，然後一位朋友開車送我到共和國廣場，我只要再走兩步就能到家。晚上九點，我慢慢穿過廣場，滿腦子都是老格的身影，我拐進聖殿郊區街（Rue du Faubourg du Temple）。時間來到晚上九點三十二分，一陣再熟悉不過的噪音震耳欲聾，那是卡拉希尼柯夫自動步槍（Rafale de Kalachnikov），槍聲不絕於耳。我問旁邊賣沙威瑪的老闆發生了什麼事，但他甚至聽不懂我的問題。我開始奔跑——四十年的人道主義工作磨礪出我的敏銳反應。在「美味啤酒」（La Bonne Bière）咖啡館的露天座位上，我看到了傷者和死者。我完全沒有想到這是一起恐怖攻擊，我以為是仇人算舊帳的火拚。我衝向傷者，腦海中閃過一個念頭：他們可能是我的孩子。一輛汽車停在那裡，布滿了彈孔。一個女人躺在車子後面、大腿中了一槍，她叫法圖，二十歲。她的朋友站在她身邊，肩膀中了一槍。我蹲下來為這位年輕女子繫上止血帶，盡我所能地安撫她們。我家附近的麵包師傅給了我幾塊布充當止血帶。我轉過頭，看到路人正在為被子彈掃射擊中的傷者做心肺復甦術。一個年輕人告訴我不要站起來，狙擊手們還沒走遠，很可能會再回來。其中一名殺手果然回來向附近的「卡薩諾斯塔」（Casa Nostra）餐廳掃射，但他的槍卡彈，然後他就跑掉了。我走進「美味啤酒」咖啡館裡，聽到一個聲音在叫我：「帕提克！」原來是老友麻醉師米榭爾．邦諾，我們曾一起在黎巴嫩和阿富汗工作過……他也碰巧路過此處。我們兩人盡一切可能，在咖啡館內勉強拼湊出一個野戰醫院的雛形。

在漫長如永恆的一小時裡，我們等待著救援。當時我們還不知道整個街區到處都有受害者，事出突然，消防隊員人手不足。在酒吧裡，我們數了一下，共有五名死者，約二十人受傷。最後消防隊員到達了，但沒有緊急救護設備。既然沒有更好的辦法，我們只能重新調整止血帶，繼續安撫傷者。他們都受到了極大的驚嚇。我們將一名腹部中彈的婦女安置成坐姿。後來我費了點功夫才最先把她送上救護車，其他傷者雖然情況不那麼嚴重，但也是令人觸目驚心，他們躺在地上滿身是血。有一個受害者，我們本來以為她已經回天乏術，但她輕微動了一下……事不宜遲，我趕緊對她進行人工呼吸和心肺復甦術。她雖然開始正常呼吸，但仍然昏迷不醒。她的頭部血淋淋的，我沒有任何東西可以清洗她的傷口。其他消防隊員終於趕到，但和第一批消防員一樣沒有點滴輸液和呼吸器等適當的醫療器材。一個小時又過去了。

我看了看米榭爾．邦諾。他非常沮喪，因為他雖然是一名麻醉師，但對於兩個剛剛在他懷裡斷氣的年輕人卻無能為力。又有消防員趕到了，依然裝備不足。我盡最大能力地在場協助，用桌布做止血帶、抬高傷者的腿，然後幫忙打電話給傷者的家人。然後我突然意識到，我們走在一片血泊之中。我的鞋子都染紅了。記憶中類似的景象向我襲來，但那些記憶的地點是在戰區，而不是在巴黎的小酒館。在比亞法拉的手術室或巴勒斯坦難民營中，也是遍地血泊。

一名消防員的身影映入眼簾，把我拉回現實。醫療救援人員顯然還沒有抵達。我們得知巴黎的法蘭西體育場和巴塔克蘭劇院也有恐怖攻擊。我盡可能地安撫受傷的人：「救援人員很快就來了，他們會帶你去醫院，然後給你止痛藥，你就不會再痛了……」然後我又陷入回憶，想起在克羅埃西亞的醫院，那些傷者甚至在病床上被殺害。我瞥見一個男人動了一下。我們原本以為他已經死了，但似乎還有呼吸。我們讓他躺下，然後我開始進行心臟按摩，接著直接進行人工呼吸。運氣很好，由於救援工作終於開始動員起來，有人遞給我一臺心臟電擊去顫器。他的心臟又開始跳動，我們必須將他帶離現場，但仍然沒有看到車輛出現。

晚上十點三十分，終於有兩輛消防救護車來將傷患帶走；雖然有點難，但我還是盡可能地讓他們不會被太粗魯地推上車。在這心急如焚的兩個小時裡，我與那些被擔架送走的人建立起了某種默契。室內又回歸寂靜，然後餐廳的客人走下樓，他們從屠殺一開始就躲在樓上。員警負責照顧並協助他們撤離現場。我看到一些人在穿越血跡斑斑的房間時閉上了眼睛。

我和米榭爾·邦諾一起站在外面。消防隊員們都累壞了，我們也是。我想走回家，就只有五十公尺的距離而已，但員警已經封鎖了周邊區域。於是我們沿著聖殿郊區街往上走，經過鏡宮劇院（Palais des Glaces）時，我突然覺得很諷刺，因為那天晚上剛好是索菲亞·阿拉姆（Sofia Aram）在那裡演出，主題是宗教，而宗教卻在同一天晚上成為眾矢之的。我打電話給我的孩子們，他們平安無事，正在為我擔心。我繞著街區走了一圈，才回到我的公寓。腦海中突然閃過安德烈·格魯克斯曼在《伏爾泰的反攻》一書中寫的一句話：「默不作聲和坐視不管，首先殺死的是遠處的人，然後是身邊的人。上個世紀讓我們學到教訓。當我們袖手看著別人挖墳墓時，我們也在自掘墳墓。」

我整夜輾轉難眠，腦海中反覆回想著我與阿拉伯－穆斯林世界長久以來的關係，畢竟恐怖分子自稱以伊斯蘭為名發動了攻擊。我意識到，我們大部分的干預行動都發生在這個政治和宗教的星塵寰宇之中。我回想起在突尼斯擔任合作實習醫師的菜鳥時期，當時我有一位在突尼西亞東部的蘇塞（Sousse）教書的朋友斯利姆，他向我粗略地勾勒他的文化，而我也概括地向他介紹巴黎左翼主義的魅力。我與馬雷克・哈爾特曾經一起深入思考以色列和巴勒斯坦之間的複雜關係，而他與他的妻子克萊拉在《奧斯陸協定》（*Accords d'Oslo*）之前曾設法讓亞西爾・阿拉法特（Yasser Arafat）、希蒙・裴瑞斯（Shimon Peres）和伊扎克・拉賓（Yitzhak Rabin）拉近距離。我與黎巴嫩伊瑪目穆薩・薩德爾的團隊攜手合作時，米樹爾・邦諾也在場。當時我很訝異地看到團隊內部出現了緊張局勢，什葉派的護士拒絕與男性握手，最後也戴上了面紗。在阿富汗的遊擊隊基地氣氛也同樣很僵，所以邁克・巴里早在九一一恐攻之前就譴責過「綠色法西斯主義」（Fascisme Vert）。然而，穆斯林也不乏偉大的民主人物，例如阿敏・瓦達克和指揮官馬蘇德。在近東地區，我曾看到以色列和巴勒斯坦的醫師團隊相親相愛地在以色列占領區攜手合作。在我職業生涯的主要場所，也就是聖丹尼的北部心臟病醫學中心裡，穆斯林和非穆斯林的醫務人員，無論是醫師或是護理師，都緊密摻雜在一起，完全不成問題。在這方面，我得提到我的同事卡梅爾・阿卜登比（Kamel Abdennbi）醫師，我是在羅馬尼亞革命期間認識他的，當時我們正在羅馬尼亞西部的蒂米什瓦拉（Timisoara）執行世界醫生組織的任務。過去的二十年裡，他也幫助我發展心臟病預防的概念和實踐的作法。在一九八八年阿爾及利亞大規模學生和平示威活動期間，他請我到阿爾及利亞，與爭取阿爾及利亞民主的活動人士會面，當時伊莎貝・艾珍妮（Isabelle Adjani）也在場，安德烈・格魯克斯曼曾要求我助她一臂之力。本身是卡比爾族（Kabyle）的伊莎貝・艾珍妮，想支持阿爾及利亞青年運動。只是很可惜，這些示威活動後來演變成殘酷無情的基本教義派首批行動，讓阿爾及利亞陷入長達數年的黑暗時期，至今仍未從中復甦。

事實上，聖丹尼（和其他城市）缺乏城市政策，或者說得更明白一些，為了換取選票及社會和平，採取過於寬容的政策，以致當前局面難以收拾：我們讓貧民窟黑心房東（Marchands de Sommeil）橫行，造成人口過度擁擠和非法行為猖獗，我們也容許建立臨時貧民窟，數百個羅姆家庭就這樣生活在汙穢不堪的環境中。這個城市被歧視、排斥和貧困狠狠踐踏。三〇%的年輕人處於失業狀態，他們當中只要有一小撮人終於接受虛無主義而否定宗教信仰，就可能陷入伊斯蘭激進主義的圈套，進而製造災難。就像我們曾切身經歷的那些恐怖攻擊。

因此，我們面前擺著兩個威脅，或說「一體兩面」的威脅。我們應該怎麼辦呢？除了這個情況之外，還有另一個棘手的問題：難民。他們在地中海和英吉利海峽溺斃，就像過去的船民在南海溺水一樣。歐洲共同體假裝拔刀相助，但實際上只是在全力拖延，希望遏止這股在輿論虛構的恐懼之中被過度放大的難民潮。為了挽回面子，只剩下那些在地中海輪番上陣的非政府組織，在冷漠與惡意的國際氛圍當中，與令人欽佩的水瓶座號船隻共同行動。

隨著下屆總統選舉候選人採取越來越極端的右翼立場，新的挑戰迫在眉睫。

這些挑戰並不局限於我們這個小得可笑的世界一角，而是全球性的：全球化無論好壞，總之都是難以忽略的現實。

公平與永續的全球化？

我本人剛剛經歷一件振奮人心的插曲，就像一則動人的聖誕節童話：我有一位治療了二十年的病人，同時也是我的朋友，他是法國專門研究病患權益的知名學者。十二年前，他不得不接受一次主動脈移植手術，原本一切都很順利，直到最近被嚴重感染，幾乎沒有存活的機會。他住院之後，考慮到自己年紀不輕了，而且也已經像俗稱的那樣「功德圓滿」，所以拒絕再次接受手術。

由於我打算去茅利塔尼亞過耶誕節，臨走前我最後一次找他聊聊，催促他馬上決定：「如果你以這種狀態回家，你註定會一次次遭受感染、不斷往返於醫院，而且越來越痛苦，還只能坐在輪椅上活動，過著生不如死的生活；我們可以動手術，但這是一場通殺或全輸的賭局。要麼死掉，要麼活下來……」。然後我就飛到諾克少（Nouakchott），留下他自己作決定。我在茅利塔尼亞不僅僅是享受假期，也為「希望之鏈」進行一個小小的探索任務。因此，我被帶去參觀茅利塔尼亞首都的全新心臟病醫學中心，這是一個由伊斯蘭開發銀行（Banque Islamique de Développement）贊助的機構，備有完全簇新與最先進的設施。我當然也會見了該中心的主任埃巴教授，他是傑出的心臟病專家，也是心臟外科部門的主任。他向我介紹了他的職業經歷，並提到了他曾師從一位偉大的導師……這位導師不是別人，正是在巴黎準備為我朋友動手術的那位外科醫師。我朋友最後還是被我說服，決定試一下手氣接受手術。

這位外科醫師的職場經歷，反映了當今時代及其帶來的變化。他出生於黎巴嫩，最初在貝魯特的聖約瑟夫大學醫院接受本科初級教育（看來我的職業生涯與黎巴嫩脫不了關係），然後來到巴黎的歐洲喬治．龐畢度醫院（Hôpital Européen Georges Pompidou）擔任主治醫師。接著，他又到心臟外科手術的聖地麥加（也就是德州休士頓）待了五年，那裡有位庫利（Cooley）教授是人工心臟的先驅，也是主動脈移植和手術的專家。之後，這位黎巴嫩醫師回到龐畢度醫院，被任命為最著名外科部門之一的負責人，這在法國心血管外科獨樹一格的環境裡，甚至在整個法國醫院體系當中都是很少見的。世事變遷啊！科技的現代化也有些汗馬功勞：當我正在全心參觀諾克少的手術室時，我的智慧型手機突然來電震動，我悄悄地打開手機，螢幕上出現一張手術場景的照片，還有外科醫師傳來的訊息：「看看我剛對你朋友做了什麼！」他嘗試用自體移植的方式，完成了一個幾乎沒有成功機率的手術。在心血管外科手術中經常會出現這樣的情況：平常看似無風險的手術，可能有一天就悲劇收場；但相反地，進行一項我們認為沒有奇蹟不行的手術，卻成功了……

這個消息讓我欣喜若狂，想到自己身處在一個被大漠環抱的醫院深處，卻還能即時收到來自世界頂級心血管手術室之一的手術彙報，這真的太令人讚嘆了。就在此時，諾克少的外科主任笑著插話：「啊！那是我的導師啊！他對我們傾囊相授，真的是個天才。」然後他開始向我描述關於他自己，茅利塔尼亞人，以及兩個分別是敘利亞人和墨西哥人的同事，如何在卓越的法國外科醫師指導下，絡繹不停地進行手術。「我們被封為外籍軍團！當然，從專業角度來說，這是非常好的培訓……」

這些思考讓我恍然不覺時間流逝，因為它們再次讓我想起埃里希・瑪利亞・雷馬克的傑作《凱旋門》。這本書詳細描述了一位德國醫師在兩次世界大戰之間顛沛流離的生活，他為了逃離希特勒的政權而流亡到法國，然後不得不偷偷摸摸地代替法國醫師進行手術。

這種關於北方和南方國家之間交流的例子，把我突然又拉回到另一個現實：前一天，我在電影導演阿布代拉曼．西沙可（Abderrahmane Sissako）的家裡，他是我三十年的老朋友，這次接待我來諾克少。看著他的園丁無微不至地修剪灌木叢時，西沙可告訴我：「你看，他正在省吃儉用，準備存錢離開這裡。一旦攢夠了錢，他會跳上一艘小木船，前往Canaries群島。然後，如果他有辦法的話，就會去西班牙，之後也許是法國……總之他會離開，無論怎麼勸說都不會改變他的決定。我們在準備進行恐怖自殺攻擊的人身上也能看到這種決心，但他們只是純粹被絕望所驅使。而這裡，還是有擺脫困境的一絲希望……」

然後我意識到，全球化既可以帶來不同凡響的時刻（就像我在醫院時的親身體驗），也可以讓人產生渴望遠居他鄉的冷酷決心，這個視角與我們創建無國界醫生組織時所持有的世界觀完全不同。對我們來說，廢除國界的意思就是進行國際合作，將國界視為國家的一層皮膚，一種既能自我保護，又允許互相交流的組織構造。然而，如今方興未艾的全球化比較像是活生生地剝去國家的皮膚，使其暴露在痛楚之中。面對這種威脅，那些渴望進步改革的先鋒必須準備好接收渴望流亡異鄉的人，並構思能讓他們與社會融合的政策，唯有這兩者團結後所產生的能量，才能在即使僅止於國界的範疇中，排除視難民為入侵者的想法邏輯，並促進世界各國互相潛移默化。

面對過去兩年籠罩人類的絕對未知數，我們親眼目睹全世界為了對抗疫情，有史以來首次進入休眠狀態；彷彿人生一切重新洗牌，所有的價值觀都需要重新建立，我們也不得不重新學會如何生活。這並非易事，但試試無妨。

正如在第一次以氣候為抗議訴求的遊行中，一位年輕女孩揮舞的標語牌上寫著：「請那些認為不可能的人，不要打擾那些正在努力的人。」而且這還算是蠻有禮貌的表達方式。

這次空前的疫情證明了富裕國家進步神速，但同時也凸顯了貧窮國家在治療方面的差異，以及在接種疫苗上完全不平等的狀況——法國為七〇％、印度為二六％，非洲則是平均不到一〇％。實際上，無國界醫生組織極力為貧窮國家爭取疫苗接種的權益。

面對無所不在又前所未有的疫情，我們一度束手無策，目前在許多領域也仍然一籌莫展。但難以預測的狀況逐漸消失後，就像撥雲見日一樣，我們看到的景象變得異常熟悉、與其他地方看到的無異，而激發我們參與社會行動的條件依然原封不動。無國界醫生組織與巴斯德研究所（Institut Pasteur）聯合發布了一項早在二〇二〇年三月至六月間就進行的調查結果，該調查涵蓋了巴黎市和郊區的多個移民或難民聚居地，換句話說，就是最窮困潦倒的地區。結果顯示，新冠病毒的感染率在某些情況下可高達九四％。在這些地區，年輕人最常被感染，其中一半年齡不到三十五歲。八成感染者是男性。此外，也有八成感染者都是身體健康無病痛的人。通常情況下，他們遵守基本的防護措施。但是他們共用臥室、廚房和淋浴設施。對於最貧窮的人來說，混雜而居是沒辦法的事，防護措施什麼的都還在其次。一次又一次地，我們首先必須站在這些總是被遺忘的人身邊，那些在每場衝突和災難中都會遇到的人；如果沒有人援助他們，他們將從地球表面消失，也從我們的良知中消失。

很多像世界醫生組織這樣的非政府組織都在協助法國街友。一個又一個的冬天裡，這些人經常被遺忘。在第一次封城期間，我與早期在世界醫生組織共事的朋友們還有格拉席拉・

侯貝（Graciela Robert），一起參與了一個免付費專線服務，與街頭的社會工作者保持聯繫。

格拉席拉·侯貝是一位社會工作者，在世界醫生組織的法國分部工作了三十年。她也是街友權益組織（ADPSA）的創始人，有著溫暖明亮的性格，不但致力悉心照顧這些總是被社會排斥的人，也始終在需要協助的時刻即時現身。就像阿爾比娜·布瓦魯夫雷和索菲亞·阿拉姆為FXB協會所做的工作一樣，格拉席拉負責處理疫情對弱勢群體（尤其是婦女）所造成的嚴重後果，因為有越來越多的婦女與孩子一起流浪街頭。法國當局只是急就章地採取應急措施，也找不到更好的辦法，所以這些婦女只能被臨時安置在旅館裡。但是，住一天旅館的費用畢竟是四十歐元。如果每天有四十歐元，我們也許可以為她們找到更長久的住所……而且，儘管疫情不是這些困境的直接因素，但它確實增加了困境的程度，迫使我們不得不徹底重新思考對世界和未來的看法。

說到這，喀布爾機場的混亂場面，以及塔利班重新掌控政權後待民如芻狗的凌辱措施，也讓我們意識到：人道行動面臨的障礙還沒有到盡頭。非政府組織仍然有很多工作要做，而政治家們也還有很多需要學習的地方。

然而，有時候我會稍微自我安慰，特別是當我在海外旅行的時候，我會提到我們在所謂的「法國醫生」運動初期所做的行動，雖然現在已經成為一項國際行動。通常這樣的回憶能激發人們對我們的尊重和支持。五十年來，數千名醫師和護理師總動員，他們為了法國的聲譽所做出的貢獻，比許多重大工業或文化專案還要多，也讓我充滿希望。

無止盡的結局

五十年了，醫師、護理師和後勤人員全心全意投入災難和衝突之中，只為了一個中心目標：無視意見分歧和國界劃分，到世界各地援助受害者。醫學就是他們的通行護照。隨傳隨到、幫助傷者、參與打擊疫情，種種出色的行為雖然獲得公眾認可，有時也得到輿論支持，但我們在抗議公然侵犯人權的時候，經常迎來激烈的反對。我們希望根據患者的需求為其提供醫療，而不是篩選患者，就像安德烈．格魯克斯曼所說的那樣——聊勝於無——即使我們無能為力拯救所有受苦的人們。我們經常因為太晚趕到而扼腕不已。然而，從一個任務到另一個任務，我們的行動不斷擴展到發達國家中的貧困地區，並借用我們自身的經驗向世界傳達此一資訊。

當我們把自己定義為無國界醫生時，這只不過是說我們有能力跨越這些國界。我們並沒有自命不凡到聲稱自己能廢除這些國界，那只是存在我們內心深處若隱若現的烏托邦理想。一位醫者必須能夠走遍天下，走到身體的深處、思想的深處、住所的深處，無論那是城鎮還是鄉村。這不等同於能任意拆毀人們建造的牆，無論理由好壞與否，這些牆既是他們的監獄，同時也是為他們遮風避雨的庇護所，即使醫者內心深處奢望著這些牆終有一天會崩塌。

事實上，這種希望也讓他們的干預行動別具意義。

回想這些事情的時候，我也體會到五十年來所有事情的改變有多大。在比亞法拉事件後第一次進行干預行動時，我們的非政府組織是由游離的社團成員、未經組織的志工以及富有志向的志願者推動，他們憑藉一股衝動，甘冒風險，去從事一項深具政治意義的任務，也得到當世知名知識分子的大力支持。如今的非政府組織已經深刻變革（這是好事一樁），不僅已經制度化、招聘了全職員工，年輕醫師也將非政府組織完全納入自己的職業規畫裡：從這個組織轉到另一個組織，先是無國界醫生，然後是世界醫生或聯合國機構，在任何需要的地方以有條不紊的效率進行干預。我們的行動曾經逾矩，但現在已不再越界了……目前在地中海進行干預行動的少數活動家，與我們一直以來的作法非常一致：一個溺水的人，無論什麼時候、什麼情況，都是一個需要幫助的人。順帶一提，除了義大利的埃里・德盧卡（Erri De Luca）之外，我沒有聽到什麼知識分子或哲學家支持他們的行動。似乎現在的思想更加謹慎，寧願主動採取行動而不多言。坦白說，我們這個時代所缺少的左拉（Zola），很可能就是一名醫者，而且他像左拉一樣發表《我控訴》（*J'accuse*）一書後，有被法律追究的風險。在義大利，支援救援行動的無國界醫生組織成員確實已經被起訴了！

因此，我們必須一次次地以法律、國際法、受害者權益、干預的權利以及保護的權利為名採取行動，並牢記，履行這些權利是眾所周知的迫切義務。面對屠殺，祭之以法。面對破壞，祭之以律。雖然問題沒有完全解決，但每一次嘗試都會讓法律更進一步，就如同滴水終能穿石。當然，法律也會在某些地方卻步，甚至經常退卻，而且退得很厲害。但是，如果我們不能以身作則，並不斷以法律的名義編織我們的保護網，又能怎麼辦呢？

當初我們創立無國界醫生和世界醫生時，這些都還只是一個抽象的烏托邦，在建立它們的過程中面臨大量的阻力。我們經歷了一段輝煌時期，但我不得不承認，在政治層面上，我們正在倒退。

我們在全球化的初期開始行動。如今，我們正努力減輕全球化帶來的衝擊。

人民的義憤填膺已今非昔比。敘利亞的戰爭並沒有引發西方國家民眾的大規模抗議與示威遊行，不像過去越南、阿爾及利亞和整個中東地區發生大屠殺時的狀況。而敘利亞戰爭，則沒有人（或者，幾乎沒有任何人）發起抗議遊行。針對阿富汗以及阿富汗婦女的示威抗議也很少人參與。

聯合國能肯定國家保護責任（Responsabilité de Protéger）的理論，是史上的重大勝利，但目前的執行度未盡人意。難道所有的希望都破滅了嗎？大批難民正在蔚藍的地中海溺亡，他們的屍體被沖上海灘，就躺在度假人潮之中。人們似乎再次變得無動於衷。阿爾貝・卡繆在他《瘟疫》一書的結尾，藉由筆下人物里厄（Rieux）醫師說出了這段話：「我們在瘟疫中學到的是，人類身上值得欽佩的東西，多於值得鄙視的東西。」我是醫者，我相信國家保護責任這個概念，這是比「干涉的權利」更容易理解的術語，無論在什麼地方都適用。各個世代的醫生，特別是發展中國家的醫生，已經摩拳擦掌，準備接班。

誌謝

我要感謝 Jean-François Dars 在本書的撰寫過程給予我的珍貴協助，謝謝院長 Pierre Olivier Chaumet 說服我寫這本書並起了開頭，謝謝 Philippe Robinet 與 Calmann-Lévy 出版社接納我的提案，謝謝編輯負責人 Marine Montégut、Marie Merveilleux 和 Flandrine Raab 充滿耐心的審閱校對，也謝謝 Bertrand Leibovici、Marek Halter、Éric Fottorino、Patrice Van Eersel、François Ewald、Christine Eggs、Michel Laval、Sacha Goldman 和 Hugo Curletto。

走進世界喧囂

從戰地到家門，無國界醫生創始成員揭露人間黑暗邊緣，寫給世人的美好生活倡議書

原 書 名 —— Dans les fracas du monde
作 者 —— 帕提克・埃伯哈 Patrick Aeberhard
譯 者 —— 謝珮琪、李崇瑋

總 編 輯 —— 王秀婷
責任編輯 —— 郭羽漫
校 對 —— 陳佳欣
版 權 —— 沈家心
行銷業務 —— 陳紫晴、羅伃伶

發 行 人 —— 凃玉雲
出 版 —— 積木文化
104 台北市民生東路二段 141 號 5 樓
電話：(02)2500-7696　傳真：(02)2500-1953
官方部落格：http://cubepress.com.tw
讀者服務信箱：service_cube@hmg.com.tw

發 行 —— 英屬蓋曼群島商家庭傳媒股份有限公司城邦分公司
台北市民生東路二段 141 號 2 樓
讀者服務專線：(02)25007718-9
24 小時傳真專線：(02)25001990-1
服務時間：週一至週五 09:30-12:00、13:30-17:00
郵撥：19863813　戶名：書虫股份有限公司
網站　城邦讀書花園｜網址：www.cite.com.tw

香港發行所 —— 城邦（香港）出版集團有限公司
香港九龍九龍城土瓜灣道 86 號順聯工業大廈 6 樓 A 室
電話：+852-25086231　傳真：+852-25789337
電子信箱：hkcite@biznetvigator.com

新馬發行所 —— 城邦（馬新）出版集團 Cite (M) Sdn Bhd
41, Jalan Radin Anum, Bandar Baru Sri Petaling, 57000 Kuala Lumpur, Malaysia.
電話：(603) 90563833　傳真：(603) 90576622
電子信箱：services@cite.my

封面設計 —— PURE
內頁排版 —— 薛美惠
製版印刷 —— 韋懋實業有限公司

【印刷版】
2023 年 10 月 31 日　初版一刷
售　價／450 元
ISBN／978-986-459-537-2

【電子版】
2023 年 10 月
ISBN／978-986-459-535-8（EPUB）

【有聲版】
2023 年 11 月
ISBN／978-986-459-538-9（MP3）

走進世界喧囂：從戰地到家門，無國界醫生創始成員揭露人間黑暗邊緣，寫給世人的美好生活倡議書 / 帕提克．埃伯哈 (Patrick Aeberhard) 著；謝珮琪，李崇瑋譯．-- 臺北市：積木文化出版：英屬蓋曼群島商家庭傳媒股份有限公司城邦分公司發行，2023.10

面；　公分

譯自：Dans les fracas du monde

ISBN 978-986-459-537-2(（平裝）

1.CST: 醫療服務 2.CST: 醫療社會工作 3.CST: 人道主義 4.CST: 文集

410.7　　112016876